Krankheit und Gerechtigkeit

Rechtsphilosophische Schriften

Herausgegeben von Kurt Seelmann,
Stefan Smid, Ulrich Steinvorth

Band 14

PETER LANG
Frankfurt am Main · Berlin · Bern · Bruxelles · New York · Oxford · Wien

Marc Sörensen

Krankheit und Gerechtigkeit

PETER LANG
Europäischer Verlag der Wissenschaften

Bibliografische Information Der Deutschen Bibliothek
Die Deutsche Bibliothek verzeichnet diese Publikation in der Deutschen Nationalbibliografie; detaillierte bibliografische Daten sind im Internet über <http://dnb.ddb.de> abrufbar.

Die vorliegende Arbeit wurde von Prof. Dr. Steinvorth
zur Aufnahme in diese Reihe empfohlen.

ISSN 0945-1838
ISBN 3-631-54816-8

www.peterlang.de

Vorwort

Marc Sörensen arbeitet zur Zeit an einer Klinik in Kopenhagen und studierte sowohl Medizin wie Philosophie. Diese doppelte Ausbildung befähigte ihn zu einer Untersuchung, die Vertrautheit mit philosophischen Problemen ebenso verlangt wie medizinische Erfahrung.

Er verbindet in seiner kurzen Abhandlung zwei Klassen von Fragen, die beide in der Öffentlichkeit und der angewandten Ethik intensiv diskutiert werden. Zur ersten Klasse gehören die Fragen: Haben Kranke einen Anspruch auf öffentliche Gesundheitsgüter? Aus welchen Gründen? Auf welche Güter erstreckt sich gegebenenfalls ihr Anspruch? Dies sind Fragen, die die Gerechtigkeit des Gesundheitswesens einer Gesellschaft betreffen, und auf ihnen liegt der Schwerpunkt von Sörensens Abhandlung.

Zur zweiten Klasse gehören die Fragen: Was sind die Krankheiten, für die man kompensationsberechtigt ist, wenn es einen Anspruch auf öffentliche Gesundheitsgüter gibt? Können Krankheiten allein nach *objektiven* Kriterien definiert werden, etwa danach, ob oder wie weit sie bestimmte Funktionen des menschlichen Organismus einschränken oder bestimmte Eigenschaften des Körpers verändern? Oder genügen solche objektiven Kriterien nicht, muss man sie vielmehr danach definieren, ob oder wie weit sie mit einem Verhalten verbunden sind, das von Normen einer Gesellschaft oder Kultur abweicht? Solche Fragen betreffen nicht die Gerechtigkeit, sondern, wie man sagen kann, die Ontologie der Krankheiten.

Zwischen den zwei Fragekomplexen besteht ein aktueller Zusammenhang. Das deutsche Sozialgesetzbuch spricht Versicherten dann einen Anspruch auf Behandlung zu, wenn diese notwendig ist, um eine Krankheit zu erkennen und soweit möglich zu heilen. Es lässt jedoch offen, was eine Krankheit ist. Sörensen möchte die Fragen nach der Ontologie der Krankheiten nur soweit beantworten, wie es notwendig, ist um zu klären, welche Krankheiten zu

Kompensation berechtigen. Er betrachtet Krankheiten als notwendige, aber nicht hinreichende Bedingungen für Kompensationsansprüche. Hinzukommen müssen die Bedrohlichkeit der Krankheit und der Ausschluss einer bewussten oder wenigstens hingenommenen Selbstverschuldung. Diese Beziehung der krankheitsontologischen auf die gerechtigkeitstheoretischen Fragen erlaubt anzuerkennen, dass Krankheiten nicht nur objektiv oder funktional definierbar sind, ohne den Anspruch aufzugeben, kompensationsberechtigende Krankheiten allgemeinverbindlich zu definieren.

Die vielleicht schwierigsten und zugleich aktuellsten Fragen der Gerechtigkeit des Gesundheitswesens betreffen die Rationierung von Gesundheitsgütern. Manche Beobachter halten die Erwartung, moderne Gesellschaften müssten ihre Gesundheitsgüter in der einen oder anderen Form rationieren, für unberechtigt; andere sehen Rationierungen schon lange uneingestanden praktiziert. Wie immer, schon die Möglichkeit einer künftigen Rationierung von Gesundheitsgütern ist Grund genug, nach den Bedingungen gerechter Rationierungen zu fragen.

Sörensen geht dieser Frage im dritten Teil seiner Monographie nach. Er klärt, was Rationierung ist, ob oder wie weit eine Gesellschaft Gesundheitsgüter rationieren darf und vor allem: von welchen Kriterien eine Gesellschaft den Umfang ihrer Versorgungsleistungen abhängig machen sollte. Nach dem Utilitarismus sollten wir dabei Nutzenkriterien folgen, nach dem Egalitarismus Kriterien der Bedürftigkeit, nach dem Neoliberalismus und Libertarismus dem Kriterium, wie weit die Individuen ihre Versorgung unbehindert von anderen durchführen können.

Wie eine Reihe anderer Experten in der internationalen Diskussion kommt Sörensen zum Schluss, dass man in der Lösung der Rationierungsprobleme die drei Kriterienarten verbinden kann und verbinden sollte. Seine Diskussion beansprucht keine politisch und juristisch unmittelbar umsetzbare Lösung zu liefern. Aber sie zeigt

Lösungsmöglichkeiten, die für die Gesetzgebung hilfreich sein könnten.

Schließlich reflektiert Sörensen Methode und Anspruch gerechtigkeitstheoretischer Überlegungen der Art, die er selbst anstellt. Er folgt einer an moralischen Intuitionen orientierten Methode, die auch von Rawls und vielen anderen zeitgenössischen Ethikern vertreten wird und durch den Begriff des reflektiven Gleichgewichts (von moralischen Intuitionen untereinander und moralischen Intuitionen und Moralprinzipien) bekannt wurde. Nach ihr finden wir in unseren zwar fehlbaren, aber unser unreflektiertes Handeln leitenden *moralischen Intuitionen* einen Prüfstein moralischer Normen und Ansprüche. Moralische Intuitionen genügen nicht, uns in unserm moralischen Handeln zu orientieren, sowenig Beobachtungen genügen, uns in unserm technischen Handeln zu orientieren. Sie können falsch oder irreführend sein. Hier wie dort brauchen wir vielmehr, wenn wir unsere Irrtümer verringern wollen, Gesetze oder Prinzipien. Aber ebenso wie Naturgesetze an unseren Beobachtungen getestet werden müssen, ebenso Moral- und Gerechtigkeitsprinzipien an unseren moralischen Intuitionen. Beobachtungen sind potentielle Falsifikatoren von Naturgesetzen und -theorien, moralische Intuitionen potentielle Falsifikatoren moralischer Prinzipien und Theorien. Der Rückgriff auf moralische Intuitionen hat Konsequenzen für die Praxis und Theorie der Demokratie. Keine Lösung der Probleme des Gesundheitswesens, die beansprucht gerecht zu sein, darf den moralischen Intuitionen des größten Teils der Bevölkerung widersprechen. Aber moralische Intuitionen sind nicht unveränderlich. Die Aufgabe von Philosophen ist es, sowohl ihre eigenen moralischen Intuitionen wie die der übrigen Menschen konsistent und öffentlich vertretbar zu machen. Die vorliegende Arbeit folgt dieser Aufgabe auf dem eingegrenzten, aber von durchaus widerstreitenden Intuitionen besetzten Feld des Gesundheitswesens und seiner Rationierung.

Ulrich Steinvorth, September 2005

Inhalt

1 Einleitung

Seit langem weiß man, dass der soziale Status die Gesundheit beeinflusst, dass Ungebildete und Mittellose durchschnittlich kränker sind und früher sterben als Gebildete und Wohlhabende. Gleichzeitig haben Kranke, und damit Sozialschwache wiederum mehr als Sozialstarke, geringere Chancen auf Verwirklichung ihrer individuellen Lebenspläne. Erwächst für sie aus diesem Sachverhalt aber automatisch ein Anspruch auf öffentliche Gesundheitsgüter? Und wenn, warum?

Diese beiden Fragen sind nicht nur Thema der vorliegenden Arbeit, sondern auch Gegenstand eines ebenfalls seit längerem bestehenden und mittlerweile recht differenzierten philosophischen Diskurses, der bislang jedoch zu keiner endgültigen und befriedigenden Antwort geführt hat.

Philosophische Diskurse mögen es an sich haben, prinzipiell unabgeschlossen zu sein; solange allerdings die professionelle wissenschaftliche und politische ebenso wie die Laienöffentlichkeit gleichermaßen empfindlich auf vermeintliche Ungerechtigkeiten in der Restriktion öffentlicher Gesundheitsgüter reagiert, d. h. auf Ungerechtigkeiten in der Restriktion von Mitteln oder Dienstleistungen zur Abwehr, Linderung oder Heilung von Krankheiten, sind anhaltende Bemühungen, über unsere moralischen Ansprüche und Urteile Klarheit zu schaffen, schlicht unverzichtbar und ist das Interesse an philosophischer Analyse nicht nur ein philosophisches. Es gäbe auch keine Autorität, über den gebotenen Umfang öffentlicher Gesundheitsversorgung zu entscheiden, als den jedem eignen Gerechtigkeitssinn, der wohl geschult, nicht aber vertreten und schon gar nicht ersetzt werden kann.

Da unser Gerechtigkeitssinn als Merkmal selbstverantwortlicher und sozialer Personen letzten Endes aber artikulierbar sein und sich in Auseinandersetzungen mit anderen argumentativ bewähren können muss, lassen sich für die gesellschaftliche Güterverteilung Regeln angeben, die der rationalen Kritik zugänglich sind.

Darin unterscheidet sich der Diskurs zur gerechten Gesundheitsversorgung nicht prinzipiell von den Auseinandersetzungen über andere soziale Sicherungssysteme, etwa der Bildung, die oft mit der Verteilung von Gesundheitsgütern verglichen wird und in der Bundesrepublik ebenso wie diese allen ohne Gegenleistungen aber nur in einem bestimmten Umfang, d. h. bei Vorliegen bestimmter Kriterien wie die Erlangung der Schulreife und Krankheit weitgehend unbedingt aber begrenzt zusteht. Gerechtigkeitsrelevante Unterschiede zwischen staatlicher Hilfe bei Krankheit und anderen sozialen Notlagen können nur in einer Analyse unseres Verständnisses von Krankheit erklärt werden. Auch die Gleichsetzung von Krankheit mit anderen Ursachen gesellschaftlicher Benachteiligung impliziert theoretische Vorannahmen und damit eine der Theorie gerechter Gesundheitsversorgung vorausgehende Krankheitstheorie.

Bemerkenswerterweise wird seit einigen Jahren sowohl zwar zur Versorgungsgerechtigkeit als auch zu einer Art Ontologie der Krankheiten geforscht; die Verknüpfung dieser beiden Forschungsgebiete, ist aber trotz des beschriebenen Zusammenhanges bislang nur vereinzelt versucht worden, in Ansätzen von Norman Daniels, in Deutschland im Rahmen eines DFG-Projektes mit Urban Wiesing. Sein vorläufiges Ergebnis ist als Artikelsammlung im letzten Jahr veröffentlicht worden (vgl. Wiesing 2004). Entsprechend habe ich mich im zweiten Abschnitt ‚Krankheit' bemüht, Gesichtspunkte unseres Krankheitsbegriffes zu differenzieren, die eine Rolle für die soziale Gerechtigkeit spielen könnten. Diese sind zu lesen als Universalität, Objektivität und Normativität *von* Krankheit. Im dritten Abschnitt ‚Verteilung' führe ich zunächst in die gebräuchliche Terminologie ein und mache mir Gedanken zu einigen allgemeineren Implikationen des Verteilungsparadigmas, ehe ich die traditionellen wichtigen Verteilungskriterien der Gesundheitsversorgung vorstelle. Die Verteilung von Gesundheitsgütern unter die Gesellschaft ist zu verstehen als Verteilung *nach* Nutzen, Gleichheit, Freiheit oder Pflicht. Letztere wird als persönliche und kollektive Pflicht der Hilfeleistung von neueren Artikeln an Stelle eines moralischen Versorgungsrechtes ins Zentrum gerückt. Diese Beiträge sind insofern sehr interessant, weil sie im Gegensatz zu den Vorläufern eingleisige Argumente zugunsten pluralistischer Begründungen verlassen und damit gewisse Integrationspotentiale geschaffen haben. Bei Pat Milmoe Mccarrick und Martina Darragh findet sich im Übrigen eine, wenngleich nicht ganz aktuelle, jedoch kommentierte Publikationsübersicht zum Thema (vgl. Mccarrick/Darragh 1997).

Im vierten Abschnitt der Arbeit versuche ich eine eigene Schlussfolgerung aus dem Vorangegangenen in Form zweier alternativer Verteilungsmodelle zu ziehen. Während sich der dritte Abschnitt schwerpunktmäßig mit dem befasst, was Gerechtigkeit aus der Perspektive des Utilitarismus, des Egalitarismus und des Libertarismus von Gesundheitssystemen verlangt, nämlich die Verteilung medizinischer Güter nach Nutzen, Gleichheit oder Freiheit, geht es im vierten Abschnitt mehr um die Gründe der Verbindlichkeit von Gerechtigkeit in der öffentlichen Gesundheitsversorgung. Dieser Abschnitt ist daher mit dem Titel ‚Geltung' überschrieben. Die Arbeit schließt mit einer kurzen Zusammenfassung meiner wesentlichen Gedanken ab.

Empirische Daten finden Eingang sofern sie die vorgebrachten Argumente beeinflussen, stehen aber nicht im Mittelpunkt. Für die Bestimmung und schließlich die Schaffung eines Systems gerechter Gesundheitsversorgung benötigt man zwar empirische Informationen über die Bedrohlichkeit und Verbreitung von Krankheiten in der Bevölkerung, sowie der Kosten, Wirkung und Risiken ihrer Behandlung, nicht unbedingt aber für jene abstrakte Vorstellung von Gerechtigkeit, die allen Anwendungsfällen zugrunde liegt und ihnen, ihrer argumentativen Funktion entsprechend, voraus gehen muss.

2 Krankheit

Seit einem halben Jahrhundert etwa bemühen sich Philosophen und Medizintheoretiker verstärkt darum, eine allgemeine Definition für Krankheit und Gesundheit zu entwickeln, und eine Rudolf Virchow zugeschriebene Äußerung, wonach sich über das Wesen von Krankheit nicht reden ließe, dokumentiert, dass die Realisierbarkeit einer solchen Definition viel länger schon bezweifelt wird (vgl. Wieland 2004). Virchow, der als Begründer der Zellularpathologie seinerzeit maßgeblich am Paradigmenwechsel der Medizin hin zu einer Naturwissenschaft mitgewirkt hat und bezüglich Krankheitsfragen deshalb durchaus ernst zu nehmen ist, kann nicht ganz abwegig gedacht haben, insofern es nämlich ungeachtet der technischen Fortschritte in der Medizin noch immer umstritten ist, ob ein solcher Begriff gefunden werden kann. Im deutschen Sozialgesetz indes ist die Versorgung mit medizinischen Gütern an das Vorliegen von Krankheiten gebunden. Dort steht: „Versicherte haben Anspruch auf Krankenbehandlung, wenn sie notwendig ist, um eine Krankheit zu erkennen, zu heilen, ihre Verschlimmerung zu verhüten oder Krankheitsbeschwerden zu lindern" (Sozialgesetzbuch V) – *was* dagegen eine Krankheit *ist*, erfährt man darin nicht.

Zwar wird die Unverzichtbarkeit eines allgemeinen Krankheitsbegriffes auch für die Zielsetzung der Gesundheitsversorgung geleugnet (vgl. Wiesing 1998), solange diese allerdings rechtlich an das Bestehen von Krankheiten gebunden ist und diese Verbindung für richtig erachtet wird, bleibt die Suche nach einer funktionellen Definition von Krankheit als Legitimation und als Voraussetzung, unter Knappheitsbedingungen gerechtigkeitsrelevante Unterscheidungen treffen zu können, unumgänglich.

Eine Konsequenz solcher Definition sollte sein, Missverständnissen durch die Vermischung verschiedener Krankheitsdimensionen vorzubeugen (ein derartiges Missverständnis vermute ich u. a.

bei Schramme 2004). Entsprechend werde ich die Probleme bei der Wahl des Maßstabes, des Standpunktes und der Werte in der Bestimmung von Krankheit getrennt berücksichtigen und im Verlauf der Darstellung für eine Konzeption gerechter Gesundheitsversorgung argumentieren, die auf Krankheit und nicht auf Gesundheit ausgerichtet sein sollte und einen normativen aber objektiven Krankheitsbegriff zu Grunde legt.

2.1. Universalität

Ähnlich wie Virchow bezweifelt auch Urban Wiesing die Möglichkeit einer allgemeinen Krankheitsdefinition bzw. die Verallgemeinerbarkeit spezieller Krankheitstheorien. Keiner von beiden bestreitet jedoch, dass partielle oder spezifische Krankheitsbegriffe in unterschiedlichen lebensweltlichen oder fachlichen Kontexten existieren (als Pathologe war ein solcher spezifischer, in erster Linie morphologischer Begriff für Virchow natürlich Teil seiner täglichen Arbeit). Lediglich eine *allgemeine* Bestimmung von Krankheit oder Gesundheit sei nicht möglich und in der Sozialpolitik darüber hinaus durch das Attribut *soll „sozial finanzierte Dienstleistungen zur Veränderung seines Zustandes beanspruchen dürfen"* (Wiesing 2004, 50) ohne weiteres zu ersezen.

Ganz gleich aber, ob eine universelle Definition für möglich gehalten wird, ist m. E. zu berücksichtigen, dass der Anwendungsmaßstab eines instrumentellen Krankheitsbegriffes nur so weit zu wählen ist, dass er gerade seine Funktion erfüllt. Diese besteht in der Gesundheitsversorgung darin, zur Versorgung berechtigende Krankheiten von anderen krankhaften oder nichtkrankhaften Zuständen zu sortieren. Die Frage muss daher lauten, nicht ob ein universeller Krankheitsbegriff möglich ist, sondern, ob der hierfür instrumentelle Krankheitsbegriff so bestimmt werden kann, dass er alle und nur die rechtmäßig versorgten Krankheitsfälle einschließt.

Für eine unsere moralischen Intuitionen einbeziehende Theorie gerechter Gesundheitsversorgung wird es darüber hinaus nicht reichen, sich bei der Entscheidung über Anspruch und Gewährleistung mit dem Vorliegen oder Fehlen von Krankheitsindikatoren zu begnügen. Stattdessen benötigt man medizinische Kriterien und Kriterien anderer Art, die gestatten, innerhalb von Krankheiten eine versorgungsrelevante Unterscheidung zu machen. Beispielsweise wird diskutiert, ob nachweislich selbstverschuldete Krankheiten von diesem Anspruch ausgenommen werden sollen. Bagatellkrankheiten oder Krankheiten, deren Behandlungskosten so niedrig sind, dass sie jedem Patienten zugemutet werden können, werden schon jetzt vom deutschen Sozialrecht gesondert behandelt. In Verantwortlichkeit, Versorgungsbedarf und Behandlungskosten bestehen daher wichtige Modifizierungskriterien, und die im Hinblick auf Gerechtigkeit zentrale Frage, zu der eine Krankheitstheorie beizutragen hat, ist demnach nicht allein, wann Krankheit vorliegt, sondern, wann sie solche Kriterien erfüllt. Hinsichtlich der Selbstverschuldung bedeutet dies, zu klären, wie sicher der Kausalzusammenhang einer bestimmten Gruppe von Krankheiten und persönlichem Risikoverhalten zu machen ist. Da Krankheiten allerdings selten monokausal bedingt sind und bei der Exposition gegenüber Risiken nicht immer von Freiwilligkeit ausgegangen werden kann, wird Selbstverschulden im Einzelfall schwer zu beweisen sein. „Die Zuerkennung individueller Grund- und Menschenrechte könnte (in dieser Weise außerdem) davon abhängig werden, ob die einzelnen Menschen zunächst einmal bestimmte vom Staat auferlegte Pflichten (der Gesunderhaltung) erfüllen. Dies stünde aber im Widerspruch zur neuzeitlichen Menschenrechtsidee. Die Menschenrechte – unter ihnen das Recht auf Leben, auf körperliche Unversehrtheit, die Gewissens- und Religionsfreiheit, das Recht auf Eigentum und eben auch das Recht auf Gesundheit – würden nicht mehr bedingungs- und voraussetzungslos gewährt, sondern wären eingeschränkt und konditioniert. Hiermit würde die Absicht der neuzeitlichen Menschenrechte und der rechtsstaatlichen Verfassungsordnungen unterlaufen, dass die Menschenrechte ohne Voraussetzung gelten, unveräußerlich sind und primär als „Schutzrechte *zu Gunsten* des Individuums zu verstehen sind" (Kreß 2003, 75). In Bezug auf den Versorgungsbedarf kommt es darauf an, Merkmale zu identifizieren, die erlauben, die objektive Schwere oder Bedrohlichkeit, sowie den Nutzen möglicher therapeutischer Maßnahmen zu beurteilen, denn der Bedarf an medizinischer Behandlung ist bekanntlich umso höher, je schwerer jemand erkrankt, d. h. je bedrohter jemand durch seine Krankheit und je aussichtsreicher der Erfolg der Behandlung ist. Entsprechend könnten bezüglich des Anspruches auf öffentliche Versorgung nur noch solche Zustände in Betracht kommen, die krankhaft *und* bedrohlich *und* nicht selbst verschuldet *und* kostspielig sind und sich nicht mehr von allen nichtkrankhaften sondern nur noch von nichtkrankhaften *und/oder* nichtbedrohlichen *und/oder* selbst verschuldeten *und/oder* preiswert zu behandelnden Zuständen unterscheiden lassen müssen. Im weiteren Verlauf der Arbeit werde ich zu zeigen versuchen, dass gerade der Bedrohung durch Krankheit eine in gerechtigkeitstheoretischer Hinsicht herausragende Rolle zukommt.

Krankheit als Mangel von Gesundheit anzusehen bzw. Gesundheit als Fehlen von Krankheit aber entspricht offenbar nicht dem Geist der zeitgenössischen Gesundheitswissenschaften, welche von einem positiven und ganzheitlichen, typischerweise soziale Umstände einbeziehenden Gesundheitsbegriff ausgehen (vgl. Caplan 1997). Bei Heiko Waller findet sich eine interessante Auswahl einschlägiger Definitionen (vgl. Waller 2002, 11f.):

G1 *„Gesundheit ist das geordnete Zusammenspiel normaler Funktionsabläufe und des normalen Stoffwechsels."*

G2 *„Gesundheit ist die Fähigkeit, lieben und arbeiten zu können."*

G3 *„Gesundheit kann definiert werden als der Zustand optimaler Leistungsfähigkeit eines Individuums für die Erfüllung der Rollen und Aufgaben, für die es sozialisiert worden ist."*

G4 *„Gesundheit heißt, man muss sich wohl fühlen, sich frei bewegen können, guten Appetit haben, normal in seinen Funktionen sein und daher keinen Arzt aufsuchen müssen."*

G5 *„Gesundheit ist der Zustand vollkommenen körperlichen, geistigen und sozialen Wohlbefindens und nicht allein das Fehlen von Krankheit und Gebrechen."*

G6 *„Gesundheit bezeichnet einen Prozess der Anpassung. Sie ist nicht das Ergebnis instinktiven Verhaltens, sondern autonomer, wenngleich kulturell geformter Reaktionen auf eine sozial geschaffene Realität. Sie bezeichnet die Fähigkeit, sich auf ein wechselndes Milieu einzustellen, erwachsen und älter zu werden, im Falle einer Verletzung oder Krankheit zu gesunden, zu leiden und in Frieden den Tod zu erwarten. Daneben bezieht Gesundheit auch die Zukunft mit ein, daher gehört zu ihr auch die Angst und die innere Kraft, mit ihr zu leben."*

Jede dieser Gesundheitsdefinitionen ist für Waller in ihrem Aspekt berechtigt. Gesundheit könne je nach Blickwinkel ein Produkt, ein Potential, oder ein Prozess, ein fixer Zustand oder ein dynamisches Verhältnis, mithin außerordentlich vielgestaltig sein, sie könne von Einzelmenschen erfahren oder von Außenstehenden, typischerweise Ärzten, beobachtet werden: Als Attribut eines Elementes im

Menschen wie körperliche Fitness oder als Eigenschaft der gesamten Person, die soziale, geistige, emotionale und physische Aspekte einschlösse. Da moderne sozialwissenschaftliche Bemühungen insgesamt, und zwar nicht ohne absurde Implikationen, dahin tendieren, den Gesundheitsbegriff auf Eigenschaften wie diese auszuweiten und da eine aus Gerechtigkeitsgründen geforderte Gesundheitsversorgung in Anbetracht konkurrierender Ansprüche hingegen nur ein Minimum sein kann – solches nämlich, welches, weil es elementare Bedürfnissen des Menschen schützt, erzwungen werden darf – sollte sie sich vor dem Hintergrund der Mittelknappheit nicht am Maximum eines allgemeinen Wohlbefindens, sondern nur an der Begrenzung, Beseitigung und Prävention von Krankheiten orientieren. Wäre es tatsächlich das erklärte Ziel unserer Gesundheitssysteme, ihre Mitglieder im extensiven Sinn beispielsweise der Definition (G5) (WHO 1946) gesund zu machen, dann gestaltete es sich verständlicher Weise außerordentlich schwierig, eine gut begründete Versorgungsgrenze zu ziehen. Die „Gesundheitsfürsorge würde zur Sorge für das Gelingen des Lebens selbst, der Heilkunde die Totalverantwortung" übertragen (Pöltner 2002, 75). Es scheint mir daher nicht gegen unsere Gerechtigkeitsintuitionen zu verstoßen, Versorgungsansprüche an die Öffentlichkeit abzulehnen, wenn diese sich auf Zustände beziehen, die nicht als krankhaft zu bezeichnen sind. Andererseits erfüllt der Sachverhalt einer Krankheit u. U. noch nicht die gerechtigkeitsrelevante Grundlage dieses Anspruches. Krankheiten könnten, wie beschrieben, als notwendige aber nicht hinreichende Bedingung hierfür angesehen werden.

2.2 Objektivität

Es zeigt sich zudem, dass die Wahl der jeweiligen Krankheitstheorie ebenso zweckgebunden erfolgt wie verschiedene Definitionen von Gesundheit und dass bestimmte Krankheitstheorien bestimmte politische oder moralische Positionen ausschließen. Beispielsweise wird wer bestreitet, dass die Bedeutung von Krankheit hinlänglich quantifizierbar ist, um den individuellen Nutzen von Gesundheitsgütern mit alternativen Investitionen zu vergleichen, bezüglich einer gerechten Gesundheitsversorgung keine utilitaristische Gerechtigkeitstheorie vertreten können. Umgekehrt werden Egalitaristen versuchen, ihre Gerechtigkeitsanforderungen an möglichst universelle und daher abstrakte Krankheitsmerkmale zu koppeln. Es handelt sich m. E. aber um ein Missverständnis, jegliche Bemühungen, einen verbindlichen Krankheitsbegriff zu entwickeln, mit der Begründung abzulehnen, ein solcher Begriff habe notwendig eine illegitime Vorwegnahme der genuin subjektiven Entscheidung über die Ausgestaltung des guten Lebens zur Voraussetzung (vgl. Mazouz 2004). Wolfgang Kersting etwa hält Gesundheit nämlich ganz zu recht nicht nur für ein ausgezeichnetes, sondern für ein *„transzendentales"* (Kersting 2002, 42) Gut, weil von ihrem Besitz erst wie im Fall von Frieden und Freiheit der Erwerb aller anderen Güter und die Realisierung aller individuellen Lebenspläne, wie auch immer diese ausfallen mögen, abhängen kann. In dieser Weise haben wenigstens einige Krankheitszustände eine Bedrohlichkeit, der als Grund eines Anspruches auf öffentliche Mittel eine vorrangige Bedeutung zugeschrieben werden sollte. Dass das Überleben Voraussetzung für ein glückliches Leben und damit alternativen Versorgungszwecken vorzuziehen ist, bedarf weder einer bestimmten Perspektive um anerkannt zu werden, noch ist es vom liberalen Standpunkt her zu leugnen. Damit ist noch nicht gesagt, dass Kranke tatsächlich im Rahmen eines öffentlichen Gesundheitssystems aus Gründen der Gerechtigkeit versorgt werden *sollen.* Diese Forderung schließt nämlich außerdem noch Überzeugungen ein, was in diesem Zusammenhang als gerecht gelten darf. Bislang sei nur festgestellt, dass, sofern eine Umverteilung öffentlicher oder privater Mittel in einer Gesellschaft zur Kompensation oder Abwehr individueller Bedrohung bejaht wird, Krankheiten eine prominente Rolle als Verteilungskriterium spielen müssen.

Auch Daniels zählt Gesundheit zu den „basalen Lebensbedürfnissen“ (Daniels 2003a, 21), die ungestillt die „normale Funktionsfähigkeit des Bedürfnissubjekts (...) gefährdeten“ (ebd., 22). Zum einen sei Gesundheit mithin nicht nur selbst ein Bedürfnis, sondern die Voraussetzung, Bedürfnisse entwickeln und befriedigen zu können schlechthin; zum anderen stelle sie aber im Unterschied zu Bedürfnissen auch einen objektiven Bedarf dar, auf den in politischen Zusammenhängen Bezug genommen werde, sobald das Gewicht konkurrierender Ansprüche auf gemeinsame Ressourcen beurteilt werden soll. Für diesen Bedarf sei es unerheblich, welche persönliche Präferenz mit ihm verbunden ist. Er werde von jedem Standpunkt aus als gewichtig und als legitimer Gegenstand von Verpflichtungen angesehen. Jemandem z. B. Geld zu leihen, um an sich eine medizinische Behandlung vornehmen zu lassen, habe auch dann eine größere Verbindlichkeit, wenn alternative Zwecke mit einem deutlichen Zugewinn an Wohlgefühl verbunden und damit außerordentlich wünschenswert wären, weil die zugrunde liegende Krankheit im Sinn des englischen Wortes *disease* einen objektiven Bedarf an adäquater medizinischer Versorgung konstituiere. Weder müsse man die kranke Person *sein*, um diesen Bedarf anzuerkennen, noch müsse die Person selbst davon wissen oder die Krankheit als *illness* eine subjektive Bedeutung für sie haben. Nur deshalb sind wir in der Lage, wie Arthur Caplan ganz richtig bemerkt, auch Tiere oder Pflanzen krank zu nennen (vgl. Caplan 1997).

Ich halte diese Argumente für durchaus gerechtfertigt und bezüglich der subjektivistischen Einwände außerdem für bedenkenswert, dass einige gewohnte kollektive Verbindlichkeiten einer an Krankheit orientierten medizinischen Versorgung entfallen, wollte man den objektiven Charakter von Krankheiten bestreiten. Auch Vorstellungen, nach denen deliberative Verfahren (Abstimmungen,

Bürgerbefragungen usw.) zu einem intersubjektiv legitimierten Krankheitsbegriff führen sollen, bieten hier keine Alternative, weil es gegen unsere moralischen Intuitionen verstieße, einer Minderheit lebenswichtige Hilfe zu entziehen, nur weil die deliberierende Mehrheit den Grund des Hilfeanspruches nicht als Krankheit akzeptiert und die Krankenversorgung dennoch am Vorliegen von Krankheiten gebunden bleiben soll. Jeder demokratisch erhobene Mehrheitsentscheid hätte die Zustimmung strenger Deliberalisten in der Diskussion um den richtigen Krankheitsbegriff, jegliche Einschränkungen der Abstimmungsfreiheit, in Form beispielsweise einer Ausnahme bei lebensbedrohlichen Krankheiten, wären ein verdeckter Reimport objektiver Geltungsansprüche (vgl. Beauchamp/ Childress 2001 oder auch Mazouz 2004). Die Tatsache, dass wir Homosexualität etwa nicht für eine Krankheit halten und darüber hinaus entsprechende Vorstellungen in der Vergangenheit für falsch befinden, ist ein eindrücklicher Beleg für unseren Objektivitätsanspruch. Schwule und Lesben waren niemals krank, nur weil sie eine abweichende sexuelle Orientierung haben und werden es, den derzeitigen Stand der Kenntnisse vorausgesetzt, nie sein können – auch wenn sich eine Mehrheit dafür entscheidet.

2.3 Normativität

Offensichtlich aber um den gerechtfertigten objektiven Versorgungsbedarf durch ein möglichst hartes universelles Krankheitsmerkmal zu untermauern, stützt sich Daniels auf die Krankheitstheorie Christopher Boorses, nach der dieses Kriterium weitgehend frei von Wert- oder Normvorstellungen sein soll (vgl. Boorse 1997). Beide gehen davon aus, dass Krankheiten rein deskriptiv als Abweichen von der arttypischen Funktionsfähigkeit und konsekutiv als eine fundamentale Einschränkung natürlicher Lebenschancen verstanden werden können (vgl. Daniels 2003a). Diese Auffassung von Krankheit wird im Allgemeinen als nichtnormativistische, funktionalistische oder naturalistische Auffassung bezeichnet. Eine andere, mehrheitlich und traditionell u. a. von Georges Canghuilem vertretene Auffassung besagt, Krankheit und Gesundheit seien normative Begriffe und gerade *nicht* zu verstehen als eine reine Deskription. Weder gäbe es ein natürliches und wertfreies Maß für Normalität noch für krankhafte Abweichungen. Nicht der Funktionsverlust durch Krankheit sondern die Bedrohlichkeit bzw. die Abwertung dieses Zustandes seien maßgeblich für die Klassifizierung als krankhaft (vgl. Canghuilem 1996). Diese Auffassung von Krankheit wird als normativistische, nichtfunktionalistische oder nichtnaturalistische Auffassung bezeichnet und der nichtnormativistischen gegenübergestellt. Gelegentlich verweisen Normativisten in der Absicht, ihre Auffassung zu stärken auf historische Beispiele normativer Stigmatisierung durch vermeintliche Krankheiten. Derartige Beispiele beeindrucken Nichtnormativisten indessen wenig, weil sie nicht die soziale Rolle von Normen in der Zuschreibung von Krankheiten bestreiten, sondern lediglich behaupten, dass, ob bei gegebenem Zustand eine Krankheit vorliegt, auch ohne Referenz auf Werte zu entscheiden sei.

Tatsächlich werden Wert- und Standpunktdimension von Normativisten wie Nichtnormativisten in der Frage, welche Bedeutung der Krankheitsbegriff für die Theorie einer gerechten Gesundheitsversorgung hat, häufig vermischt (eine in dieser Sache beachtenswerte Ausnahme ist Mazouz 2004). Soweit eine streng nichtnormativistische Position zum Krankheitsbegriff in der Befürchtung begründet ist, eine von Werten wesentlich beeinflusste Vorstellung von Krankheit und Gesundheit verlöre automatisch an Objektivität und Zuverlässigkeit, lässt sich allerdings einwenden, dass mit einer wertbezogenen Krankheitstheorie keine Willkür verbunden ist, sofern man standpunktunabhängige Geltung – diese verstehe ich als Objektivität – und Normativität in der Bestimmung von allgemeinen Krankheitsmerkmalen als verschiedene aber miteinander zu vereinbarende Eigenschaften akzeptieren kann. Einem Beispiel Daniels' folgend würde eine Person mit Zahnproblemen als krank angesehen, weil mit der zahnärztlichen Untersuchung objektive Anhaltspunkte für den Gesundheitsstatus ihrer Zähne vorliegen, *obwohl* letztlich kulturbedingte Hygienemaßstäbe etwa die Zahnprobleme erst zu einer Abweichung vom Normalzustand werden lassen (vgl. Daniels 2003a, 19ff). Sofern Objektivität und Normativität in dieser Weise kompatibel sind und zugrunde gelegte Werte keinen Verlust an operativer Präzision und gesellschaftlicher Anerkennung bedeuten, spricht meiner Meinung nach mindestens kein triftiges ontologisches oder moralisches Argument mehr gegen den normativistischen Standpunkt bezüglich einer gerechtigkeitsorientierten Krankheitstheorie (vgl. auch Caplan 1997), ganz im Gegenteil.

Boorses und Daniels' Vorstellung, Krankheit sei die nichtnormative Beschreibung eines Zustandes, der zu sehr vom Referenzwert der Spezies abweicht, um die arttypische Funktion, namentlich Überleben und Fortpflanzung aufrechtzuerhalten, scheint mir in zweierlei Hinsicht problematisch: Erstens sind einige Verrenkungen nötig, um von verhältnismäßig harmlosen Krankheiten zu Überlebensvorteilen in einer zivilisierten Gesellschaft zu kommen und zweitens idealisieren Boorse und Daniels die Aussagefähigkeit statistischer Analysen. Tatsächlich lassen sich krankhafte Zustände zwar in der Regel als signifikante Abweichungen von der Normalverteilung in der Grundgesamtheit darstellen; die Schwelle, jenseits der Abweichungen als krankhaft angesehen werden, wird aber konventionell bestimmt. Jede Klassifizierung als krank oder gesund ist erst mithilfe einer zuvor definierten und nicht allein beschriebenen Spanne der normalen Varianz möglich. In dieser Weise sind Krankheiten objektive und gleichzeitig normative Entitäten. Sie sind zuverlässig messbar, ein reales Risiko für prinzipiell alle Mitglieder einer Solidargemeinschaft und daher Gegenstand wechselseitiger Ansprüche, andererseits als Indikatoren und Legitimation für eine medizinische Intervention aber nicht bloß vorgefunden sondern normativ bestimmt.

Damit sind einige der gängigen Gesichtspunkte, die helfen könnten, ein gerechtes Maß allgemeinen Anspruches an medizinische Versorgung zu bestimmen, genannt. Der so entwickelte Krankheitsbegriff ist nicht universell, insofern er über die Gesundheitsversorgung hinaus nicht auch für andere Kontexte gelten können muss, umfasst aber einige Merkmale, die mir allgemein versorgungswürdig erscheinen: Eine Krankheit, deren Bestehen nicht von der Möglichkeit einer wertneutralen Beschreibung abhängt sondern von der Unabhängigkeit gegenüber jeder bestimmten Perspektive bzw. von der Tatsache, aus jeder Perspektive bestätigt werden zu können, die bedrohlich ist und eine bewusste oder zumindest hingenommene Selbstverschuldung hinreichend wahrscheinlich ausschließt, sollte der limitierten und bedingten öffentlichen Versorgung genug Anhaltspunkte der Unterscheidung bieten.

Auch wenn bis auf weiteres unklar bleibt, wie genau krankhafte von nicht krankhaften Zuständen unterschieden werden sollen und wie Bedrohlichkeit als wesentliches Modifizierungskriterium eines eingeschränkten Krankheitsbegriffes verstanden werden kann, sollte doch bereits einleuchten, dass etwa der Schwangerschaftsabbruch und die künstliche Befruchtung – beides Beispiele Daniels' – als medizinische Versorgungsleistungen vor dem Hintergrund meiner Überlegungen nicht aus Gerechtigkeit gefordert werden können. Denn obschon aus vielerlei Gründen wünschenswert, handelt es sich bei Schwangerschaft nicht um eine Krankheit und beim unerfüllten Kinderwunsch nicht um eine Bedrohung.

3 Verteilung

Die Frage nach der richtigen Verteilung medizinischer Güter in der Gesellschaft steht ganz im Zentrum der öffentlichen Debatte um eine gerechte Gesundheitsversorgung. Nur wenige Beiträge stellen die Angemessenheit des Verteilungsparadigmas selbst zur Disposition. Um jedoch zu einer möglichst vorurteilsfreien und gründlichen Analyse der Bedeutung von Gerechtigkeit in diesem Zusammenhang zu kommen, ist es entscheidend, die Überzeugung, bei der Frage nach der gerechten Form der Gesundheitsversorgung handle es sich um eine Frage von *Verteilungs*gerechtigkeit als eine solche so verstehen und ihre Erklärungsbedürftigkeit zu erkennen. Denn neben Systemen rein öffentlich-wohlfahrtstaatlicher Gesundheitsversorgung sind Systeme marktwirtschaftlicher Struktur ebenso denkbar und unlängst vorgeschlagen worden wie existent. Wenngleich daher das Verteilungsparadigma vielleicht am ehesten unseren unmittelbaren Intuitionen zu einer gerechten Versorgung entspricht, so ist es doch nicht von seiner Begründung zu entlasten. Ebenso wie jene, die bei der Umverteilung privaten Vermögens fundamentale Freiheitsrechte verletzt sehen, ihre Auffassung vom Recht auf Eigentum begründen können sollten, sollten die Anhänger einer Verteilungstheorie darlegen können, warum Gesundheitsgüter verteilt und nicht etwa nur getauscht oder nur als Entschädigung gewährt werden sollen. Mir scheint, die Argumente, die *für* das Verteilungsparadigma vorgebracht werden, sind sowohl faktisch wie logisch hauptsächlich egalitärer bzw. utilitaristischer Art, während die Argumente *gegen* ein solches Paradigma vorwiegend libertäre sind. Der Begründung bzw. Ablehnung des Verteilungsparadigmas in der Gesundheitsversorgung aus Sicht des Utilitarismus, Egalitarismus und Libertarismus sind daher die folgenden Abschnitte gewidmet.

Leider wird der Begriff ,Verteilung' bisweilen recht unterschiedlich verstanden und z. T. programmatisch ausgelegt und eingesetzt (vgl. Schultheiss 2002). Der erste Schritt hin zu einer Darlegung moralischer Argumente für oder wider das Verteilungsparadigma sollte daher sein, den Begriff ,Verteilung' zu definieren. Dieses scheint nicht ganz einfach, und in den Fällen, wo es beachtenswerter Weise versucht wird (vgl. Kliemt 2004 und Birnbacher 1999), geht es mit der Rationierung meistens um einen Sonderfall der Verteilung medizinischer Güter, den ich zum besseren Verständnis von der Verteilung im Allgemeinen unterscheiden möchte. Bei der Verteilung medizinischer Güter im Allgemeinen aber, soweit lässt sich sagen, handelt es sich mindestens um eine dreiwertige Relation zwischen der öffentlichen Hand, die als Verteiler (1) medizinische Dienstleistungen und Heilmittel als Güter (2) Kranken als Empfängern (3) nach bestimmten Regeln gewährt. Hierneben erfolgt die Finanzierung der Leistungsanbieter durch einen Finanzierungsträger, eine Tatsache, die für die Gerechtigkeitsfrage nicht weniger interessant ist – denn nicht nur Leistungen, auch Lasten müssen verteilt werden – aber gelegentlich vergessen wird (vgl. Buchanan 1997). Das ist das Grundmodell der staatlichen Gesundheitsversorgung, wie es von sehr unterschiedlichen realen Gesundheitssystemen erfüllt wird und für das es keine Rolle spielt, dass gelegentlich nichtstaatliche Organe wie die Krankenkassen in Deutschland als Leistungsträger öffentliche Versorgungsaufgaben stellvertretend übernehmen. Auch die Form der Finanzierung ist weitgehend offen. Sowohl Systeme steuerfinanzierter Gesundheitsversorgung wie in Skandinavien oder Großbritannien als auch solche, in denen die Beiträge mit den Arbeitgebern über die Löhne abgerechnet werden wie in Deutschland[1] oder den USA, werden erfasst, und der Um-

[1]Hierzu ein kleiner Exkurs: Die Finanzierungsträger der Gesundheitsversorgung in Deutschland sind zu je ca. 40% die privaten Haushalte und die privaten bzw. öffentlichen Arbeitgeber und zu ca. 20% die öffentlichen Haushalte. Die Leistungsträger der Gesundheitsversorgung sind zu ca. 50% die gesetzliche Kran-

fang möglicher Selbstbeteiligung sowie der genaue Katalog der Leistungen bleiben unbestimmt. Lediglich *dass* dem Staat eine wenigstens teilweise Zuständigkeit in der Leistungserbringung zukommt – in der Bundesrepublik etwa durch die staatliche Aufsichtspflicht und Garantenstellung – und *dass* allgemein akzeptable Verteilungsregeln den Empfängern den Zugang zu diesen Leistungen ungeachtet ihrer Zahlungskraft gewährleisten, ist impliziert. Dann und nur dann lässt sich von Allokation, um hier nun einen Fachbegriff zu verwenden, reden und erst dann sind nachvollziehbare Verteilungsregeln gefordert – oder mit den Worten Kerstings: „Nur wenn wir die Gesundheitsversorgung ganz oder teilweise einem kollektiven Verteilungssystem anvertrauen, in dem die Allge-

kenversicherung, zu ca. 15% die Arbeitgeber, zu ca. 12% die öffentlichen, zu ca. 9% die privaten Haushalte, zu ca. 6% die Rentenversicherung, zu ca. 5% die private Krankenversicherung und zu ca. 3% die gesetzliche Unfallversicherung. Die Krankenkassen übernehmen dabei die Kosten der ambulanten wie stationären Versorgung und der vorbeugenden Maßnahmen wie der Krankheitsfolgeleistungen. Die Arbeitgeber wenden Mittel für die Lohnfortzahlung im Krankheitsfall sowie für Mutterschaftsleistungen, werksärztliche Dienste, vorzeitige Berentungen und Beihilfen auf. Aus öffentlichen Haushalten werden u. a. Investitionen für Krankenhäuser und Forschung und Lehre sowie der öffentliche Gesundheitsdienst und berufliche Rehabilitationsmaßnahmen finanziert. Die Ausgaben der gesetzlichen Rentenversicherung beziehen sich auf Maßnahmen der Abwendung von Berufs- und Erwerbsunfähigkeit primär durch Rehabilitationsmaßnahmen und Berufsförderungsmaßnahmen. Die Leistungen der gesetzlichen Unfallversicherung umfassen Maßnahmen der medizinischen und beruflichen Rehabilitation nach Arbeitsunfällen und Berufskrankheiten, Verletzten- und Übergangsgeld, Pflege sowie Verletzten- oder Hinterbliebenenrenten. Die Ausgaben für Gesundheit aller Leistungsträger teilen sich auf in folgende Leistungsarten: Behandlung 59%, Krankheitsfolgekosten 26,1%, vorbeugende und betreuende Maßnahmen 8,4%, Ausbildung und Forschung 1,7%, nicht aufteilbare Ausgaben 4,7%. Die deutschen Krankenkassen sind Solidargemeinschaften, d. h. die Kosten werden nicht nach Risiko sondern Einkommen berechnet. Die erbrachten Mittel werden im Solidarausgleich umverteilt. Ca. 90% der Deutschen sind öffentlich versichert (vgl. Waller 2002, 100).

meinheit zugleich Verteilungssubjekt und Verteilungsadressat ist, muss eine zwischen Angebot und Nachfrage klaffende Versorgungslücke durch allgemein zustimmungsfähige (Regeln) geschlossen werden, durch die die Allgemeinheit als Verteilungssubjekt festlegt, nach welchen Bestimmungen welche Leistungen an den Verteilungsnutznießer verteilt werden oder welche Merkmale ein Mitglied des Adressatenkreises hinsichtlich der in Frage stehenden medizinischen Leistung aufweisen muss, damit es in den Genuss dieses (...) Gutes gelangen kann" (Kersting 2002, 60). Der freie Markt hingegen ist insofern ein gerechtigkeitsfreier Raum, als Güter hier nicht nach diskutablen Kriterien zugeteilt sondern getauscht werden. Gerechtigkeitsforderungen können sich hier nur auf die Freiheit des Handels und der Handelspartner beziehen bzw. auf die zugrunde liegende Entscheidung, das gegebene Ausmaß der privaten Gesundheitsversorgung zuzulassen, wenn der Status des gehandelten Gutes für so elementar gehalten wird, dass man seinen Erwerb eben nicht nur von der Zahlungskraft der Bedürftigen abhängig machen will (vgl. Gutmann/ Schmidt 2002). Einige Autoren meinen allerdings, ein privatwirtschaftlicher Gesundheitsmarkt könne allein deshalb nicht gerecht sein, weil den Patienten zur nötigen Konsumentensouveränität im vor allem von der Medizinindustrie und der Ärzteschaft diktierten Gesundheitssektor Einflussnahme und Orientierung fehlt (vgl. z. B. Deppe 1998). Hinsichtlich des oben Genannten, könnte man, meiner Auslegung folgend, ergänzen, dass, wenn es stimmt, dass Patienten als Konsumenten wichtige Informationen unzugänglich bleiben, um die richtigen Entscheidungen bezüglich ihrer Gesundheitsversorgung zu treffen, sie nicht frei sind.

Mit der Allokationsdiskussion verbunden ist eine bestimmte Terminologie. In der Folge Tristram Engelhardts werden in der Allokationsstruktur drei bis vier Entscheidungs- und Verteilungsebenen unterschieden (vgl. Engelhardt 1988). Auf der Makroebene werden die Anteile des Staatsetats auf den Gesundheitssektor und die übrigen öffentlichen Bereiche verteilt, auf der Mikroebene gehen Einzelleistungen an konkrete Patienten. Dazwischen gehen Mittel auf der Mesoebene an Teilbereiche innerhalb der Medizin (etwa an die stationäre vs. ambulante Versorgung oder an die präventive vs. kurative Medizin) bzw. an Patientengruppen (z. B. an Alte vs. Kinder oder an chronisch Kranke vs. medizinische Notfälle). Engelhardts Modell veranschaulicht die Vertikalstruktur allokativer Entscheidungen und lässt die Tatsache verstehen, dass Restriktionen abwärts wirken, den Legitimationsdruck (bei Mittelknappheit) aber aufwärts auf die übergeordneten Systemebenen übertragen (vgl. Feuerstein 1998a). Trotz seines verbreiteten Gebrauches ist die Angemessenheit dieses Modells nicht unstrittig. Allen Buchanan beispielsweise gibt zu bedenken, dass es in seiner Modellhaftigkeit die vielen Interdependenzen der Allokation nicht berücksichtigt (vgl. Buchanan 1997).

Es folgt nun eine Spezifizierung der Verteilung als Rationierung, zu der sie in Form sogenannter „Tragic Choices“ (Feuerstein 1998a, 198) vor allem in der Transplantations- und Intensivmedizin und durch Presse- und Publikationstitel wie „Who Is Worth Saving“ (Newsweek 1962), „Who Shall Live When Not All Can Live“ (Childress 1970) oder in Deutschland: „Wer darf leben? Wer muss sterben?“ (Der Spiegel 1990) seit geraumer Zeit zugespitzt wird.

Auch für den Begriff ‚Rationierung' gilt, dass er sehr uneinheitlich verwendet wird (vgl. Ubel/ Goold 2003) und nicht zuletzt Missverständnisse dafür verantwortlich sein mögen, die Wogen in der von vornherein emotional aufgeladenen Debatte sehr schnell hoch schlagen zu lassen. Umso mehr erscheint es daher sinnvoll, gleichfalls mit einer Definition wie etwa dieser zu beginnen:

R1 *Rationierung in der Gesundheitsversorgung ist die beschränkte staatliche Zuteilung von Gesundheitsgütern unterhalb markträumender Preise, die an Personen geht, unter denen mindestens einige ohne sie nicht in den Genuss dieser Güter kämen.*

Diese Fassung ist weithin gebräuchlich und knüpft an eine Definition Hartmut Kliemts an, nach der Rationierung im engeren Sinn die Zuteilung von öffentlichen Gütern bezeichnet, durch die „weitgehend unabhängig von Zahlungsbereitschaft oder -fähigkeit dem Empfänger feste Quantitäten eines Gutes oder einer Dienstleistung in einem öffentlich finanzierten Prozess privater Verwendung zu Preisen unterhalb markträumender Werte zugänglich gemacht werden“ (Kliemt 2004, 178). Für sie gilt mithin alles, was für die Allokation im Allgemeinen gilt. Das entscheidende Zusatzkriterium scheint mir jedoch nicht zu sein, dass, wie Kliemt es hier formuliert, feste Leistungs- oder Gütereinheiten verteilt werden, sondern dass diese Form der Verteilung unter Bedingungen erfolgt, die das Verteilungsgut auf natürliche (z. B. bei der Organallokation) oder künstliche Art (z. B. durch Besteuerung) verknappen. Obgleich Kliemt diese Knappheit als Charakteristikum staatlicher Rationierung andernorts nennt, wirkt es doch seltsam, dass er sie gerade an dieser Stelle unerwähnt lässt, wo es ihm ausdrücklich um einen gegenüber alternativen Fassungen „adäquatere(n) Rationierungsbegriff“ (ebd.) gehe. Stattdessen betont Kliemt den positiven Effekt rationierender Maßnahmen, der in der Medizin wie in anderen Fällen staatlicher Güterverteilung eine Gruppe Nicht- oder Unterversorgter zu legitimen Leistungsempfängern macht.

Dieser positive Effekt indes wird auf Grund der Güterknappheit unweigerlich mit der Gruppe jener erkauft, welche aus noch zu bestimmenden Gründen von der Zuteilung ausgeschlossen ist. (R1) muss daher um den Aspekt der Leistungszurückhaltung ergänzt werden:

R2 *Rationierung in der Gesundheitsversorgung ist die beschränkte staatliche Zuteilung von Gesundheitsgütern un-*

terhalb markträumender Preise, die an Personen geht, unter denen mindestens einige ohne sie nicht in den Genuss dieser Güter kämen auf Kosten anderer, die vom Güterbezug ausgeschlossen sind.

Aber nicht nur Patienten oder Patientengruppen, auch jedes staatliche Gesundheitssystem als ganzes steht auf der Makroebene in Konkurrenz mit den übrigen öffentlichen Ressorts. Insofern kann bei begrenztem Staatsetat keine unbegrenzte Erhöhung der Mittel für die öffentliche Gesundheitsversorgung gefordert werden und eine Kürzung der Gesundheitsausgaben zu Gunsten anderer öffentlicher Güter wie Bildung, Sozialhilfe oder innere Sicherheit sogar als gerecht gelten (vgl. Gutmann/ Schmidt 2002).

Die meisten deutschen Sozialwissenschaftler, wenngleich nicht alle (vgl. Braun/ Kühn/ Reiners 2000 und Gutmann/ Schmidt 2002), halten rationierende Maßnahmen im Gesundheitswesen angesichts der erwartbaren demographischen und technologischen Entwicklung der Industriestaaten und der sinkenden Einnahmen der Krankenkassen durch steigende Arbeitslosigkeit und schrumpfende Reallöhne mittlerweile für unausweichlich bzw. für bereits existent. Selbst wenn man diese Ansicht nicht teilt, muss man aber mindestens entscheiden, wie groß der Beitragssatz der öffentlichen Krankenversicherungen sein darf, um den gewünschten Standard unterhalten und rechtfertigen zu können. Tatsächlich gibt es Schätzungen, nach denen ohne weiteres das gesamte Sozialprodukt eines Landes sinnvoll in die Gesundheitsversorgung investiert werden könnte (Gutmann/ Schmidt 2002). Der medizinische Nutzen einer solchen Investition ist nur hinreichend gering anzunehmen, um an ihrer Angemessenheit Zweifel aufkommen zu lassen. Kürzungen würden hier vorwiegend Leistungen mit unsicherem oder magerem Erfolg bei hohen Kosten betreffen. Demgegenüber macht Dieter Birnbacher in seiner Interpretation des Begriffes ‚Rationierung' die Einschränkung, dass nur solche Zuteilungsmaßnahmen rationierten, welche durch Vorenthaltung medizinisch „notwendiger“ Güter (Birnbacher 1999, 50) zu einer „spürbaren“ (49) Verschlechterung oder ausbleibenden Verbesserung führen, wie neben Wartelisten für Organtransplantationen auch aufwendige Behandlungen in der Onkologie und Herz- und Gefäßchirurgie in Deutschland (ebd.). Unter notwendigen medizinischen Maßnahmen versteht Birnbacher daher nicht schon all jene, zu denen es keine Behandlungsalternativen gibt. Solche Maßnahmen sind notwendig genau dann, wenn bereits entschieden ist, dass die betreffenden Krankheiten behandelt werden *sollen*. Mir scheint immerhin, zwischen den Begriffen ‚Bedarf an medizinischer Behandlung', ‚notwendige Maßnahmen' und ‚Bedrohung durch Krankheit' liegt eine Korrespondenz vor, insofern nur dann eine medizinische Maßnahme notwendig wird, wenn auch ein Bedarf an ihr besteht, von Bedarf andererseits nur dann gesprochen werden kann, wenn der Grund dieses Bedarfes eine bedrohliche Krankheit ist. Die Klassifizierung medizinischer Maßnahmen als notwendige Maßnahmen ist in diesen Fällen daher genau wie die Bestimmung medizinischen Bedarfes keine bloße Beschreibung sondern die Festlegung einer Norm, in die bereits ökonomische Kosten-Nutzen-Kalküle einfließen können. Volker Schmidt und Thomas Gutmann unterscheiden hier, vielleicht etwas unglücklich, zwischen medizinischen und ökonomischen Gründen: „Gerade im Unvermögen der Medizin, wirksame und unschädliche Maßnahmen nicht ohne Zugriff auf ökonomische Argumente vorenthalten zu können, bestünde ihre „strukturelle Unersättlichkeit“ (Gutmann/ Schmidt 2002,10).

Es lassen sich weiterhin explizite (nach bekannten Kriterien) von impliziten und offene (in transparenten Verfahren) von verdeckten sowie direkte (bestimmte Patientengruppen betreffende) von indirekten und harte (ohne zugängliche Alternativen) von weichen Rationierungsmaßnahmen unterscheiden (vgl. Pöltner 2002, 291). Günter Feuerstein differenziert außerdem soziale Kriterien („social value“, „favored groups“, „social responsebility“), soziomedizinische Kriterien („age“, „psychological ability“, „supportive environment“), medizinische Kriterien („medical benefit“, sowie die Hilfskriterien „likelihood of benefit“, „length of benefit“, „quality of benefit“, „imminent death“), personenbezogene Kriterien („willingness to risk illness/ to accept treatment“, „ability to pay“, „first-come, first-served“) und systempolitisch motivierte Kriterien („squeaky-wheel factor“, „program policy“, „lottery selection“) der Rationierung (Feuerstein 1998a, 202f.). Alle diese Kriterien hätten Vor- und Nachteile, „vor allem (seien) sie (aber) nicht zu einem konsistenten System kombinierbar, das imstande wäre, im konkreten Fall Entscheidungen zu treffen, die sowohl sachlich, sozial als auch normativ ‚richtig‘ sind“ (204). Z. B. würden sich unter den medizinischen Kriterien, die oberflächlich recht überzeugend seien, Dringlichkeit und Erfolgsaussicht widersprechen, weil oft gerade jene, die eine akute Intervention am dringlichsten bräuchten, die schlechtesten Prognosen hätten (vgl. ebd.).

Der Rationierung gegenübergestellt wird die Rationalisierung, bei der im Unterschied zur Rationierung Effizienzsteigerung durch die Erzielung eines gleichen Effektes mit geringeren Mitteln oder eines besseren Effektes mit gleichen Mitteln erreicht wird (vgl. Pöltner 2002). Da diese in der Regel aber keine moralischen Bedenken provoziert, ist sie für eine Theorie gerechter Gesundheitsversorgung, deren Herausforderung ja gerade darin besteht, bei erwiesener Knappheit, gerechtigkeitsverträgliche aber strittige Einsparungspotentiale zu entdecken, zu vernachlässigen. Nicht immer erfährt das Prinzip der Rationierung trotz Anerkennung ihrer faktischen Notwendigkeit nämlich eine moralische Rehabilitierung. Baruch Brody etwa ist der Ansicht, Rationierung führe zu unredlichen Täuschungsversuchen gegenüber autoritätsgläubigen Patienten und sei schwerlich auf eine rationale Basis zu stellen, weil wegrationierte nichtmedizinische Investitionen u. U. ebenso gesundheitsförderlich sind und der Nutzen auch unter medizinischen Maßnahmen oft nur schlecht zu vergleichen sei. „Der Glaube an die Unverletzlichkeit des menschlichen Lebens (sei) ein Glaube, dass alles menschliche Leben von unbegrenztem Wert ist, und dass keine Ausgaben gescheut werden dürfen, ein menschliches Leben zu retten“ (Brody 1988, 58). „Eigentlich (müsse) jeder, dem menschliches Leben heilig ist, gegen jegliche Rationierung sein“ (ebd.). Man solle stattdessen bestimmten Patientengruppen selbst oder ihren Nächsten überlassen, ob sich für sie eine teure medizinische Versorgung lohnt. Zu diesen Gruppen zählten „chronisch vegetative Patienten“ (59), „Patienten mit dokumentierter Krankengeschichte einer chronischen, schweren Demenz“ (ebd.), „Patienten mit schweren motorischen Schäden trotz versuchter Rehabilitation“ (ebd.), „Patienten mit chronischen, fortschreitenden, rezidivierenden Krankheiten, die langfristig stationär behandelt worden sind und trotz aggressiver Heilbehandlung in ihren täglichen Aktivitäten schwer beeinträchtigt sind“ (ebd.), Krebspatienten mit eindeutig festgestellter Metastasenbildung, für die eine kurative Therapie nicht verfügbar ist und die in ihren verbleibenden Funktionen erheblich eingeschränkt sind“ (ebd.) und „Patienten mit eindeutig festgestelltem Versagen von drei oder mehr Organsystemen“ (ebd.). In dieser Weise könne Rationierung vermieden werden. Auch hinsichtlich der Krankenversicherung solle die Selbstbestimmung durch die persönliche Entscheidung für einen individuellen Schutz gefördert werden. Statt Berechtigungsnachweise sollten Bedürftige genug Mittel bekommen, über das Ausmaß ihrer Versorgung wie alle anderen selbst zu entscheiden. Das erspare auch, über ein gebotenes Mindestmaß der Gesundheitsversorgung objektiv zu entscheiden.

Ehe ich mich im Folgenden einer Auswahl traditioneller Verteilungskriterien widme, von deren Erfüllung bzw. Gebrauch abhängt, ob ein Gesundheitssystem als gerecht oder ungerecht bewertet wird, möchte ich abschließend noch auf ein Missverständnis der Aufgabe von Philosophie in diesem Zusammenhang hinweisen. Philosophie, so wie ich sie auffasse, kann nur versuchen, unsere moralischen Normen zu explizieren oder im Verbund unserer Moral zu rekonstruieren und unter der Annahme einer logischen Verbindung dieser Normen untereinander und unserer Einsichtsfähigkeit für bestimmte Interpretationen und abgeleitete Normen argumentieren. Was sie nicht kann ist, die Notwendigkeit rationierender Maßnahmen zu begründen, wenn diese nicht aus anerkannten Tatsachen logisch oder wenigstens semantisch folgt. Zwar kann die Philosophie zeigen, dass unaufhörlich wachsende Ansprüche an unser Gesundheitssystem unter Bedingungen schwindender öffentlicher Einnahmen nicht von unendlich expandierenden staatlichen Investitionen in die Gesundheitsversorgung begleitet werden können, dafür braucht es nicht mehr als die Bedeutung der Wörter unendlich, expandieren usw. sowie den Zusammenhang von Einnahmen und Ausgaben zu verstehen, sie kann aber nicht das beweisen, was die Rationierungsmaßnahmen u. U. erforderlich macht: wachsende Ansprüche, schwindende Einnahmen und steigende Ausgaben. Dass dieses von der Philosophie lediglich als Prämisse ihrer Argumente vorausgesetzt und nur von den Erfahrungswissenschaften bekräftigt werden kann, wird gelegentlich übersehen. Ebenso oft übergehen erfahrungswissenschaftliche Beiträge bei der Behauptung, die volkswirtschaftliche Notwendigkeit der Rationierung im Gesundheitswesen sei gegeben, allerdings die philosophische Frage, welche Gründe bestimmen, wie umfangreich die öffentliche Gesundheitsversorgung sein soll (vgl. dazu Dworkins Beitrag zur Sozialreform Clintons in Dworkin 2002, 321).

3.1 Nutzen

Nichts scheint zunächst so nahe liegend, wie den Umfang öffentlicher medizinischer Versorgungsleistungen von ihrem erwartbaren Nutzen abhängig zu machen. Das ist u. a. deshalb so, weil dieser sehr unterschiedlich und nicht nur ökonomisch interpretiert werden kann. Unter dem Wert einer Behandlung ihre volkswirtschaftliche Effizienz zu verstehen ist selbstverständlich *eine* mögliche utilitaristische Deutung, keinesfalls aber die einzige. Es lässt sich für eine nutzenorientierte Verteilung öffentlicher Gesundheitsgüter vielmehr ganz allgemein sagen, das Ziel sei es,

U1 *diese Güter so zu verteilen, dass sie zusammen mit und in Konkurrenz zu den anderen öffentlichen Gütern zu jenem Zustand führen, der mit dem größten Wohl der Beteiligten verbunden ist.*

Im Unterschied zum Egalitarismus und Libertarismus ist der Utilitarismus jedoch immer konsequenzialistisch. Das bedeutet: Das Ergebnis einer Handlung allein entscheidet über ihren Wert (vgl. Lauterbach/ Schrappe 2004, 16). Zwar zeichnet sich ein für den Utilitarismus wertvolles Ergebnis auch immer durch einen Nutzenzuwachs aus, mit etwas Wohlwollen ließen sich ebenso aber die Herstellung und Sicherung von Freiheit und Gleichheit als Nutzen der öffentlichen Gesundheitsversorgung auffassen und ihre Maximierung als deren Ziel. John Rawls' Auffassung etwa, im idealisierten Urzustand alleine schon Gerechtigkeit als Fairness erfüllt zu sehen, ist für strenge Utilitaristen inakzeptabel, *obwohl* Rawls mit dem Unterschiedsprinzip durchaus ja eine bedingte Vermehrung von Grundgütern verfolgt. Der entscheidende Punkt ist vielmehr der, dass Rawls, um zu den gerechten Verteilungsprinzipien der Güter zu gelangen, Gleichheitsbedingungen voraussetzt, die die Menge der möglichen Verteilungsvarianten von vornherein einschränken.

Rawls kritisiert am Utilitarismus wie viele andere, dass es diesem lediglich um die Summenmaximierung der Güterverteilung gehe ohne Ansehen *persönlichen* Wohles. Das Unterschiedsprinzip hingegen sei eines, welches, wie Rawls meint, „*jedermann* zum Vorteil gereicht" (Rawls 1994, 83; Hervorhebung von mir). Ulrich

Steinvorth schreibt dazu, Rawls verwerfe die utilitaristische Gerechtigkeitskonzeption, „weil sie nur die Übertragung des rationalen Handelns eines an Wohlfahrtmaximierung interessierten *Individuums* auf eine Gesellschaft sei. Sie habe keinen Platz mehr für die Unterschiede zwischen den Individuen einer Gesellschaft; sie müsse vielmehr eine Gesellschaft als *ein* Überindividuum behandeln. Gerechtigkeit aber habe im Wesentlichen mit der Frage der *Verteilung* der Güter und Vorteile einer Gesellschaft *unter ihre Mitglieder* zu tun. Diesem Aspekt lasse der Utilitarismus keinen Raum" (Steinvorth 1999, 89). Hierin scheint mir ein wichtiger, wenn nicht der wichtigste Kritikpunkt am Utilitarismus überhaupt zu bestehen, wie er natürlich nicht nur aber eben auch in der öffentlichen Gesundheitsversorgung zum tragen kommt. Buchanan argumentiert beispielsweise, eine an Nutzenmaximierung ausgerichtete öffentliche Gesundheitsversorgung böte keine Gründe, Menschen mit Gesundheitsgütern auszurüsten, wenn diese, etwa durch schwere geistige Behinderung, nicht zur gesellschaftlichen Produktivität beitragen können (vgl. Buchanan 2003). Ein interessanter Gedanke zur Akzeptabilität der utilitaristischen Summenfunktion stammt auch von Weyma Lübbe. Lübbe, ihrerseits eine Utilitarismusgegnerin, schreibt, in Überlebensfragen (z. B. in der Katastrophenmedizin) sei es für den Utilitarismus entscheidend, die meisten Menschenleben zu retten, auch wenn dieses aus der Sicht eines Patienten, dessen Rettung die Rettung der Mehrheit verhindern würde, nicht das beste Ergebnis ist. Dieser müsse, so die utilitaristische Meinung, aber akzeptieren, was aus *unparteiischer* Sicht das Beste ist, nämlich anstatt seiner die Rettung möglichst vieler. Die utilitaristische Prämisse sei mithin, jedes Leben habe einen additiven Wert und die selbstevidente Schlussfolgerung, zwei Leben seien darum wertvoller als eines. In einem Gedankenexperiment zeige John Taurek jedoch, dass diese Annahme falsch ist: Angenommen, so Taurek, eine Person namens David sei ebenso wie fünf andere Personen todkrank und es gäbe eine begrenzte

Menge eines Medikamentes, das in seiner Gänze entweder David oder aber die anderen fünf retten könnte. Taurek glaube im Gegensatz zu Utilitaristen nicht, dass die Anzahl der Geretteten im Beispiel ein moralisch relevanter Gesichtspunkt ist. Gesetzt den Fall, man stünde vor einem brennenden Haus und hätte die Wahl, entweder eine kostbare hölzerne Figur aus einem Raum zu bergen oder aber fünf andere Figuren der selben Art aus einem benachbarten Zimmer – man würde sich zweifellos für die Bergung der fünf Figuren entscheiden, denn diese sind ja fünfmal so viel wert. Im Fall Davids dagegen könne man nicht sagen, die Rettung der anderen sei fünfmal so viel wert, weil es nicht, wie bei den Holzfiguren der Retter sei, für den die Rettung wertvoll ist, es seien die Geretteten selbst. Der Wert der Rettung könne vom Retter nachempfunden werden, es bleibe aber dennoch ein Wert *für* die Geretteten. Dieses Beispiel zeige sehr deutlich, dass der Wert des Lebens in einem bestimmten Sinn ein Wert *für* jemanden ist, wie mehrere Leben es nicht sein können. ‚*Für* wen ist die jeweilige Entscheidung leidvoller?' sei die richtige Frage, ‚für alle' aber die falsche Antwort, denn *für* David bedeutet das Sterben der anderen, zu überleben. Zu antworten ‚für die fünf' sei auch irreführend, weil diese zusammen kein Subjekt hätten und daher nicht leiden könnten. ‚Für jeden der fünf' schließlich sei ebenfalls falsch, weil jeder von ihnen sein eigenes Leben verlöre, genau wie David, wäre die Entscheidung anders gefallen. Taurek zeige überzeugend, dass Leben nur eine nichtquantifizierbare Bedeutung *für* jemanden haben kann und in einer Situation wie der beschriebenen aus diesem Grund eine Handlungs- oder Allokationsentscheidung nicht einer anderen moralisch schon deshalb vorgezogen werden kann, weil sie die Zahl der Überlebenden maximiert (vgl. Lübbe 2002).

Gewiss unterschlägt Taurek, dass nicht allein die Rettung Davids oder die der fünf als wertvoll gelten kann, sondern die in die Handlung umgesetzte Absicht, Leben zu retten an sich. Auch braucht man die Zahl derer, die für David sterben müssen lediglich hinreichend zu vergrößern, um die von Taurek letztlich vorgeschlagene Verfahrensweise, eine Münze zu werfen, für nicht mehr akzeptabel halten zu können. Ich denke aber dennoch, dass Taurek hier einen guten Grund vorbringt, einen intuitiv vielleicht schon getroffenen Beschluss (die Rettung der größten Gruppe) erneut zu überdenken. Es ist zu erwarten, dass er außerdem über gute Argumente gegen deontologische Einwände verfügt, auf die ich hier nicht eingehen kann. Es sei lediglich Rawls' Anliegen, die legitimen Interessen Einzelner zu stärken, durch ein, wie ich finde, besonders anschauliches und einprägsames Gedankenexperiment gestützt. Für mich stellt sich allerdings die Frage, ob der Utilitarismus tatsächlich nur in der Rawlsschen und Taurekschen Weise verstanden werden kann. Was spricht dagegen, nicht Gemeinwohl sondern individuelles Wohl vermehren zu wollen und dieses Ziel utilitaristisch zu nennen? Hierzu schreibt Steinvorth, zwar werde durchaus deutlich, was Rawls unter dem Utilitarismus versteht, was er allerdings nicht zugebe, ist, dass „sein Gebrauch (des Begriffes Utilitarismus) sehr eng ist und sein eigener Ansatz nach dem Utilitarismusverständnis gerade der interessanteren Utilitarismusvertreter selbst utilitaristisch ist" (Steinvorth 1999, 90). Dieser Einwand führt zu einem zweiten utilitaristischen Kriterium der Güterverteilung im Gesundheitssektor, nachdem

U2 *diese Güter so zu verteilen sind, dass sie zusammen mit und in Konkurrenz zu den anderen öffentlichen Gütern zu jenem Zustand führen, der mit dem größten Wohl jedes einzelnen Beteiligten verbunden ist.*

Mit der Rücksicht auf individuelle Bedürfnisse enthält diese Definition allerdings auch ein neues Problem: War der Nutzen in (U1) absolut bestimmbar, so verlangt er in (U2) eine interpersonelle Gewichtung. Dass über den Wert der Gesundheit Einigkeit herrscht, ist dagegen äußerst zweifelhaft. Für den einen mag es erstrebenswert sein, ein möglichst langes Leben unter Verzicht auf optimale Gesundheit zu führen, während andere vielleicht bereit sind, Lebensjahre für Lebensqualität zu opfern, und dritte wiederum hätten u. U. statt einer kostspieligen Gesundheitsversorgung lieber mehr Bildung oder Polizeischutz. Wie soll man unter diesen Umständen eine Verteilung erreichen, die allen gerecht wird? Es sind zwar verschiedene Vorschläge gemacht worden, das Problem der interpersonellen Vergleichbarkeit zu umgehen – z. B. in Form der Pareto-Optimalität oder der Neidfreien Verteilung – auch sie können jedoch die eigentliche Schwierigkeit nicht überwinden. Diese besteht allerdings nicht allein und wahrscheinlich nicht einmal hauptsächlich im Problem der interpersonellen Vergleichbarkeit, sondern in den idealisierten Annahmen, die (U1) und (U2) utopisch machen. Nach der Pareto-Optimalität kann man zwar gerechtere von ungerechteren Allokationsergebnissen unterscheiden, auch wenn die Akteure unterschiedliche Präferenzen haben, gegen Interessenkonflikte hingegen ist sie machtlos. Die neidfreie Verteilung andererseits ist der Pareto-Optimalität darin überlegen, dass sie Tauschhandlungen als Mittel zum Erlangen von Gerechtigkeit und somit jedem die Entscheidung ermöglicht, wie viel für das in Frage stehende (aber nicht in seinem Besitz befindliche) Gut er zu bezahlen bereit – allerdings, und das ist die Kehrseite, aber auch in der Lage ist. Denn außer unter Schiffbrüchigen auf einer unbewohnten Insel (vgl. Dworkin 1981, 286) oder im Urzustand wird es niemals Ressourcengleichheit geben können und daher keine gleichen Bedingungen der Neidfreiheit. Daran etwas zu ändern, hieße, massive Eingriffe in Eigentumsrechte erlauben. Selbst wenn es aber möglich und unbedenklich wäre, Ausgangsbedingungen zu schaffen, die für eine gerechte Verteilung von Gesundheitsgütern sorgten, so würde (U2) zu erfüllen immer noch bedeuten, erstens alle Verteilungsalternativen auf ihre Konsequenzen für alle Verteilungsnutznießer zu überprüfen, und zwar nicht allein bezüglich der Gesundheitsversorgung, sondern hinsichtlich sämtlicher öffentlichen Güter und nicht nur zum gegebenen Zeitpunkt, sondern auch für die Zukunft und im Zweifel für alle folgenden Generationen und zweitens diese Bedingungen selbst wiederum durch Gerechtigkeit legitimieren zu müssen. Ein solcher Anspruch ist schlicht uneinlösbar. Einen utilitaristischen Ausweg aus diesem Dilemma zu finden, kann meiner Ansicht nach nur in zwei Richtungen gehen: Entweder es gibt aller Zweifel zum Trotz doch eine hinreichend allgemeine Deutung des gesundheitlichen Wohles, um den interpersonellen Vergleich und den Vergleich mit dem allgemeinen Wohl zu gestatten oder aber der Staat sorgt statt für gleiches Vermögen für ein gleiches Mindesteinkommen, welches für individuell abgestimmte Privatversicherungen Raum lässt, einen medizinischen Mindestschutz jedoch gewährleistet. Da letzteres seinerseits aber voraussetzt, das gesundheitliche Wohl mindestens so weit zu definieren, dass eine Grundversorgung abgeleitet werden kann, bietet es methodisch keinen Vorteil gegenüber der Alternative. Will man am utilitaristischen Verteilungskriterium der öffentlichen Gesundheitsversorgung festhalten, wird man daher nicht umhin kommen, eine allgemein zustimmungsfähige und quantifizierbare Definition jenes Nutzens zu entwickeln, welchen man mit den Versorgungsleistungen zu maximieren sucht.

Dieses ist schon hinsichtlich medizinischer Leistungen keine einfache Aufgabe. Es würde bedeuten, in Bezug auf sehr vielfältige Maßnahmen der akuten oder lebensbegleitenden Präventiv-, Kurativ- und Palliativmedizin von der Pränatalperiode bis ins Senium einen gemeinsamen Nenner zu finden, der es zuließe, sie miteinander zu vergleichen. Ein solcher Nenner könnte im finanziellen ‚Outcome' verschiedener Maßnahmen für das Individuum, etwa durch verkürzten Arbeitsausfall oder verhinderte kostspielige Komplikationen usw. gesehen werden und den Vorteil bieten, in Kosten-Nutzen-Analysen direkt mit den aufgebrachten Kosten verrechnet werden zu können (vgl. Drummond 2000, 14). Indessen scheint es mir doch gegen unsere Intuitionen zu verstoßen, den

Wert einer medizinischen Behandlung in ihrer Kostenersparnis zu sehen. Palliativpatienten etwa Opiate zur Schmerzbehandlung zu entziehen wird nicht schon dadurch gerecht, dass diese zu einer, im Vergleich zu anderen Maßnahmen oder zum Behandlungsverzicht, negativen Kostenbilanz führen, weil keine Arbeitstage zu gewinnen und keine teuren Komplikationen zu vermeiden sind. Auch Mortalität und Morbidität sind keine hilfreichen Größen bei der Nutzenbewertung in der Palliativmedizin. Zwar handelt es sich hierbei um gebräuchliche Kennzahlen der Erfolgsbeurteilung medizinischer Interventionen, Effekte nichtkurativer Maßnahmen, die lediglich das Wohlbefinden der Patienten verbessern, lassen sich durch sie jedoch nicht abbilden (vgl. Greiner/ Uber 2000). Eine weitere Möglichkeit der Nutzenbestimmung medizinischer Versorgungsleistungen könnte darin bestehen, in so genannten Kosten-Effektivitäts-Analysen neben der geschätzten Lebenserwartung auch erhobene Versorgungspräferenzen der Bevölkerung eingehen zu lassen. Dieses wurde Ende der Achtzigerjahre im Zusammenhang mit der Einführung des Sozialhilfeprogrammes ‚Medicaid' im US-Bundesstaat Oregon versucht. Ziel dieses Programmes war es, einen Teil der bis zum Zeitpunkt unversicherten Mittellosen (in den Vereinigten Staaten insgesamt ca. 10 Prozent der Bevölkerung) in die öffentliche Krankenversicherung aufzunehmen und diese Mehrkosten durch Streichungen teurer nur wenigen zukommenden medizinischen Maßnahmen zu decken. Einige offenkundige Ungereimtheiten in der Kostenberechnung, sowie in der Rangreihung einiger Leistungen und Leistungsansprüche (Daumenlutschen beispielsweise wurde gegenüber AIDS und die Implantation bestimmter Zahnkronen gegenüber Appendektomien priorisiert) führten im Verlauf zu massiver Kritik und raschen und wiederholten Revisionen (vgl. Kühn 1998, 68). Eine vielversprechendere Entwicklung zeichnet sich im Bereich der Lebensqualitätsforschung ab. Hier konzentriert sich das interdisziplinäre Interesse seit etwa zwei Jahrzehnten darauf, die gesundheitsbezogene Lebensqualität so zu operationalisieren, dass sie in die ökonomische Beurteilung medizinischer Maßnahmen auch auf der Mesoebene einfließen kann. Vor allem durch spieltheoretisch konzipierte Umfragen und unter der Prämisse der kardinalen Messbarkeit werden einzelnen Krankheiten Nutzwerte zugeordnet, die sich aus dem Produkt der Probandenbewertung und der Restlebenserwartung ergeben. Beispielsweise werden Patienten aber auch Angehörige oder Ärzte beim „Standard Gamble“ (ebd.) gebeten, für einen bestimmten Gesundheitszustand anzugeben, welche, mit einer möglichen medizinischen Behandlung verbundene, Überlebenswahrscheinlichkeit für die komplette Genesung sie in kauf nehmen würden, wenn sich ihr Zustand andernfalls nicht änderte. Bewertet der Proband die Zeit in eingeschränkter Lebensqualität als einer Genesung bei Überlebenswahrscheinlichkeit von 60 Prozent für gleichwertig, entspricht ein Jahr dieses Zustandes 0,6 QALYs in einer Spanne von 0 (Tod) bis 1 (völlige Gesundheit) (vgl. Wasem/ Hessel 2000, 330). Multipliziert mit der geschätzten Lebenserwartung könne der geschätzten Lebensqualität einer Krankheit mit oder ohne Verrechnung der aufzuwendenden Mittel so ein Rang in einer „League Table“, einer Prioritätenliste der staatlichen Gesundheitsausgaben, ähnlich der in Oregon, zugeordnet werden (332). Allein, problematisch ist, dass die Höhe der Ausgangs- und Endwerte für die Berechnung keine Rolle spielt. Ein gleich großer QALY-Gewinn wird an allen Punkten der Lebensqualitätsachse als gleichwertig betrachtet und der u. U. größere Bedarf Schwerkranker und ihr Vorrang bei selbst geringer Verbesserung übersehen (Campbell/ Gillet/ Jones 2002, 256). Auch Gesundheitsökonomen und Medizinsoziologen bewerten daher die utilitaristische Priorisierungspotentiale in der öffentlichen Gesundheitsversorgung derzeit noch kritisch. Feuerstein beispielsweise schreibt, der medizinische Nutzen einer Maßnahme sei im Rahmen der Effizienzbeurteilung nicht immer eindeutig und nicht ohne moralische Überzeugungen zu bestimmen. Die im Nutzen enthaltenen Größen Lebenserwartung und -qualität seien als Effizienzkriterien für eine gerechte Allokation nicht verlässlich genug und dienten nicht selten der Legitimation moralisch zweifelhafter Urteile. Für die Bewertung der Wirtschaftlichkeit medizinischer Leistungen sei es darüber hinaus erforderlich, das gesamte Angebot differenziert zu beurteilen und die Kosten dieser Leistungen möglichst umfassend zu kalkulieren. Beides sei in der gegenwärtigen Gesundheitsversorgung noch nicht erreicht. Außerdem sei ungeklärt, ob moralisch unproblematische Verfahren der Mikroallokation überhaupt vorstellbar sind und wer die Verantwortung für soziale Selektionseffekte übernehmen wollte. Alle Strategien, die Allokation knapper medizinischer Leistungen durch objektivierende Kalküle technisch zu lösen, verfolgten aber das Ziel, die Effizienz der Versorgung mit Referenz auf Rationalität in einer Weise zu erhöhen, die das mit Rationierung verbundene Konfliktpotential reduziert (vgl. Feuerstein 1998b). Zu einem ähnlichen Schluss scheint auch Birnbacher zu kommen. Zwar scheine der Utilitarismus eine besonders einfache und kalkulierbare Lösung für Verteilungskonflikte in der Gesundheitsversorgung anzubieten. In der Öffentlichkeit würden die Umstände, die zur Rationierung Anlass geben, aber häufig vereinfacht. Beispielsweise wäre die „Bezugsmenge an Alternativen" (Birnbacher 2002, 93) der Güterverteilung selten vollends bekannt und der in die „Nutzendefinition" (92) eingehende Zugewinn an Lebensqualität müsse von den Betroffenen selbst beurteilt werden, auch wenn diese Beurteilung einer erheblichen intra- und interpersonellen Schwankung unterliegt. Es sei außerdem nicht akzeptabel, zukünftige Lebensjahre zu diskontieren (93), wie es in einigen Kosten-Nutzen-Analysen geschehe, selbst dann nicht, wenn die Abwertung von den Betroffenen selbst vorgenommen wird, weil nicht der Zeitpunkt der Entscheidung sondern des Eintrittes der Behandlungsfolgen ausschlaggebend sei. Weiterhin nehme der Utilitarismus keine eindeutige Stellung ein gegenüber dem Gewicht, das den Risiken gegenüber den Chancen einer Allokationsentscheidung beigemessen werden soll. Alle diese Grundsätze einzuhalten bedeute aber, einen realistisch nicht zu bewältigenden Aufwand zu betreiben. Dieses und das Recht der benachteiligten Patienten auf eine nachvollziehbare Darstellung der Entscheidungsgründe zusammen mit der Erwartungssicherheit für alle Beteiligten erfordere einen an Idealnormen approximierten aber mit Praxisnormen operierenden indirekten Utilitarismus. Beschränkungen ergäben sich auch in Form der „Durchsetzbarkeit“ und „Stabilität“ (96) von Normen, die erforderten, Kompromisse mit konkurrierenden normativen Vorstellungen einzugehen. Utilitaristische Positionen zur Gesundheitsversorgung zeichneten sich aber besonders vorteilhaft u. a. dadurch aus, erstens auch psychische Krankheiten, oder Krankheiten, für die bislang keine somatischen Ursachen gefunden werden konnten, als behandlungswürdig einzuschätzen, wenn die Behandlungen das Kriterium *notwendig* erfüllen, zweitens keinen Unterschied zwischen „identifizierten“ (107) und nicht-identifizierten Patienten (‚Nummern’) zu machen und drittens schließlich der liberalistischen Forderung nach Vorenthaltung von Leistungen bei selbstverschuldeten Krankheiten wegen der Risiken für die Privatsphäre und auf Grund der Gefahr ungerechtfertigter Anschuldigungen kritisch gegenüber zu stehen. In jedem Fall erfordere eine demokratische Staatsordnung aber Einsicht und Aufklärung der Bürger und daher eine offene Rationierung als Voraussetzung der Zustimmung zur Allokationspraxis im Prinzip auch durch die Betroffenen.

Leider macht Birnbacher nicht genau deutlich, was er unter an Idealnormen approximierten Praxisnormen versteht, lässt aber durchblicken, dass offenbar nicht jede einzelne Verteilungsentscheidung nach utilitaristischen Kriterien vollzogen werden könne, sondern eher die Einrichtung von Verteilungsinstitutionen. Birnbacher, so Lübbe in einer Erwiderung im selben Band, gestehe sich in seinem Beitrag nicht ein, dass nicht etwa eine schwer zu verwirklichende Idealnorm, sondern der Utilitarismus selbst der Grund für seine Unzulänglichkeit sei. Birnbachers Forderung, die gesamte Lebensqualität der Betroffenen in die Nutzenkalkulation für die Verteilung von Gesundheitsgütern einzubeziehen sei unerfüllbar. Es sei unerklärlich, warum Birnbacher bezüglich der „Nutzenproduktivität“ (114), bezüglich also der Menge an gewonnener Lebensqualität für alle Menschen, überhaupt keinen Versuch unternimmt, diese Idealnorm, wie er es vorschlage, zu approximieren. Birnbachers Probleme mit der Implementierung utilitaristischer Praxisnormen seien in Wirklichkeit ein Indiz für die Inakzeptabilität idealer Nutzenproduktivität in der Gesundheitsversorgung. Er versäume, den wichtigsten Unterschied zwischen Utilitaristen und Egalitaristen klarzumachen, nach dem Utilitaristen gegenüber Nutzeneinheiten unparteilich seien und Egalitaristen ihnen genau dieses vorwürfen (vgl. Lübbe 2002).

3.2 Gleichheit

Egalitaristen bilden die wohl größte und einflussreichste Gruppe in der Debatte um Gerechtigkeit in der öffentlichen Gesundheitsversorgung. Kennzeichnend für sie ist, ein positives Recht auf Gesundheitsgüter als Verteilungskriterium anzunehmen und dieses auf das Gleichheitsprinzip zurückzuführen. Von einem positiven Recht spricht man nach Buchanan, um deutlich zu machen, dass das betreffende Gut, auf das ein Recht besteht, demjenigen, der den rechtmäßigen Anspruch erhebt, nicht allein zu wünschen ist, sondern zusteht und jemand anders die moralische und erzwingbare Pflicht hat, es ihm zu verschaffen. Bei Pflichtverstößen handle es sich entsprechend nicht bloß um einen moralisch suboptimalen oder unglücklichen Sachverhalt, sondern um eine Rechtsverletzung, die eine Kompensation oder Wiedergutmachung verlangt. Eine Rechtsverletzung andererseits wird auch dann nicht legitim, wenn sie mit Sicherheit zum Wohl desjenigen führt, dessen Recht verletzt wird (vgl. Buchanan 1997, 338).

Als Vordenker und Impulsgeber dieses Rechtes in Deutschland erweist sich einmal mehr Rudolf Virchow, der im Auftrag der preußischen Regierung Mitte des neunzehnten Jahrhunderts die Volksgesundheit Oberschlesiens und Berlins begutachtete, in diesem Zusammenhang die Rolle der Armut erkannte und forderte, „eine vernünftige Staatsverfassung (müsse) das Recht des Einzelnen auf eine gesundheitsmäßige Existenz unzweifelhaft feststellen" (Kreß 2003, 60). Allen Bemühungen (und Konventionen) zum Trotz, ist dieses moralische Recht interessanterweise obschon in verschiedene Menschenrechtserklärungen – darunter die *Declaration of Human Rights* der Vereinten Nationen von 1948 (vgl. Campbell/ Gillet/ Jones 2002, 250) – nie explizit als juristisches Recht in das Grundgesetz der Bundesrepublik eingegangen (vgl. Kreß 2003, 70).

Die öffentliche Gesundheitsversorgung jedenfalls wird von Egalitaristen seither als eine gesellschaftliche Institution verstanden, welche als Voraussetzung der Entfaltung individueller Lebenspläne und der Erzielung gerechter Güterverteilung unentbehrlich ist (vgl. Daniels 2003, 33 und Kersting 2002, 42; siehe auch Abschnitt 2.2). Nicht erwünschte Unterschiede in der medizinischen Versorgung nach arbiträren Kriterien wie Geschlecht, Rasse oder Status würden rasch zu sozialen Ungleichheiten führen und einen Teil der Gesellschaft benachteiligen (vgl. Beauchamp/ Childress 2001). Die einfachste Form, dieses zu verhindern, wäre,

E1 *Gesundheitsgüter in der Gemeinschaft mit und in Konkurrenz zu anderen öffentlichen Gütern unter allen Beteiligten gleich zu verteilen.*

Allerdings würde eine solche Verteilung die schon *vor* jedem staatlichen Eingriff bestehenden krankheitsbedingten Unterschiede in der Gesellschaft nicht verringern. Zwar, könnte man einwenden, gehöre es zur natürlichen Lotterie, dass einige Menschen kränker oder anfälliger sind als andere, früher sterben oder mit Behinderungen geboren werden – hieraus erwachse kein Grund, von Ungerechtigkeit zu sprechen. Andererseits gehen einige Krankheiten auf Bedingungen zurück, denen Zivilisationen ihre Bürger erst aussetzen (wenn man die üblicherweise als ‚Zivilisationskrankheiten' titulierten Erkrankungen hinzuzählen will, sterben die meisten Bürger der westlichen Industrienationen an ihren Folgen) und sicherlich sind die schon durch geringere Bildung und Löhne benachteiligten Gruppen – auch in der Bundesrepublik – häufiger betroffen. 1998 etwa starben nach einer Erhebung des Statistischen Bundesamtes von den versicherten Deutschen mit einem Jahresbruttoeinkommen unter 35.000 DM ungefähr zweimal so viele wie von jenen, die doppelt so viel verdienten (vgl. Waller 2002, 88) – ein Umstand übrigens, den Epidemiologen in erster Linie auf schlechte Lebens-, Arbeits- und Wohnbedingungen und nicht auf eine schlechtere medizinische Versorgung zurückführen (vgl. ebd.; aus diesem Grund ist es wichtig, den Einfluss nichtmedizinischer Faktoren auf die Gesundheit in der Ressourcenallokation zu beachten). Da schlechte Gesundheit ihrerseits indes nicht nur eine Folge sondern auch eine Ursache für gesellschaftliche Benachteiligung sein kann, muss das egalitäre Verteilungskriterium so geändert werden, dass es Unterschiede des Bedarfes aber nicht des Vermögens berücksichtigt. Krankheiten infolge von Zivilisation hingegen können auch ohne Rückgriff auf gesellschaftliche Benachteiligung den Anspruch auf medizinische Hilfe als Wiedergutmachung oder Schadensbegrenzung rechtfertigen (vgl. Kreß 2003, 64).

Realistischer Weise würde eine Güterverteilung nach (E1) außerdem dazu führen, entweder die Staatskasse erheblich zu strapazieren, dann nämlich, wenn das Versorgungsniveau an der maximalen Nachfrage ausgerichtet wird, oder aber es wird ein beliebiges Niveau gewählt, mit der Konsequenz, immer noch einigen zufällig mehr zukommen zu lassen als sie benötigen, dafür die Mehrheit aber nicht mehr ausreichend zu versorgen. Mit anderen Worten: (E1) erfordert lediglich die interpersonelle Abstimmung der Gesundheitsversorgung und liefert ein eindeutiges (weil gleiches), aber kein bestimmtes Zielniveau. Insofern verhält es sich komplementär zu (U1), welches, wie gesehen, zwar ein bestimmtes Niveau der Güterausstattung (nämlich das maximale) vorgibt, aber keine interpersonelle Abstimmung verlangt. Unter Knappheitsbedingungen könnten Egalitaristen sich zwar dafür entscheiden, Gesundheitsgüter in Übereinstimmung mit (E1) zurückzuhalten, um nicht einige Empfänger ungerechtfertigt zu übervorteilen; dadurch verstärkte Ungleichheiten der natürlichen Lotterie können dagegen nicht in ihrem Interesse sein (auch aus utilitaristischer Sicht muss (E1) natürlich als ungerecht gelten, weil zu Gunsten der Verteilungsgleichheit auf eine mögliche Vermehrung des Wohles verzichtet würde). Um das egalitäre Verteilungskriterium zu bewahren, muss es daher so geändert werden, dass

E2 *Gesundheitsgüter in der Gemeinschaft mit und in Konkurrenz zu anderen öffentlichen Gütern unter allen Beteiligten nach Bedarf und vermögensunabhängig verteilt werden.*

Dieses Allokationskriterium bietet (E1) gegenüber mehr Klarheit bezüglich des Versorgungsumfanges (bis zur Bedarfsbefriedigung) und enthält im Vergleich zu (U1) eine genauere Vorgabe zum interpersonellen Verteilungsverhältnis (jedem das Gleiche bei gleichem Bedarf). Auf dem ersten Blick unterscheidet es sich in diesen Eigenschaften nicht von (U2), denn auch (U2) fordert vom öffentlichen Gesundheitswesen ja für jedes Individuum die Maximierung seines Wohles. Ein nachhaltiger Unterschied dagegen scheint mir im Begriff des *Bedarfes* zu bestehen. Wie im zweiten Abschnitt ausführlich diskutiert, können offensichtlich nicht alle Krankheiten oder Ziele medizinischer Interventionen den Anspruch eines Bedarfes erfüllen. Entsprechend verfolgt (E2) nicht wie (U2) einen jeden Zustand individuellen Gesundheitsgewinnes, sondern diejenige Versorgung mit medizinischen Gütern, die einen aus bestimmten Gründen nicht hinzunehmenden Gesundheitszustand alternativlos zu beheben in der Lage ist und deswegen als notwendig gelten kann. Etwas salopp könnte man vielleicht sagen, während utilitaristische Verteilungskriterien eine Maximierungsstrategie verfolgen, geht es egalitären Kriterien darum, Rationierung durch die moralische Begründung einer aus Gerechtigkeit geforderten Mindestgrenze Einhalt zu gebieten. Diese Grenze wird in (E2) vom Versorgungsbedarf bestimmt.

Einen Versuch, den medizinischen Versorgungsbedarf zu spezifizieren, unternimmt Daniels mit seinem „Konzept der vernünftigen Lebenschancen“ (vgl. Daniels 1985 und Daniels 2003a). Eine Theorie dieses Bedarfes habe danach primär zwei Ziele: Zu begründen, worin die Priorität der Gesundheitsversorgung vor anderen sozialen Gütern und wichtiger gegenüber weniger wichtigen medizinischen Leistungen besteht. Aufgabe der Philosophie sei es, „diese Unterscheidungen hinsichtlich der Bedeutung unterschiedlicher Wünsche, Interessen und Bedürfnisse abzuwägen, zu erklären und zu rechtfertigen oder zu modifizieren“ (Daniels 2003a, 16). Der Einwand, man könne auf eine solche Theorie verzichten, indem man auf die Gesetze des freien Versicherungsmarktes vertraue, sofern eine gerechte Einkommensverteilung besteht, setze stillschweigend eine Gerechtigkeitstheorie und einen Begriff von gerechter Einkommensverteilung voraus, für die man wiederum eine Theorie der medizinischen Versorgung brauche. Auch ein Modell, das alle sonstigen Präferenzen mit denen der Gesundheitsversorgung gleichsetzt, sei selbst schon eine bestimmte Theorie und müsse als solche erst begründet werden. Gesundheit sei eine Voraussetzung für ein normales Spektrum an Lebenschancen, dessen Verlust durch krankheitsbedingte Beeinträchtigung der arttypischen Funktionen (siehe Abschnitt 2.2) vom öffentlichen Gesundheitswesen verhindert oder kompensiert werden sollte. Die zu erwartenden Lebenschancen eines Menschen seien zwar kulturrelativ, müssten also an kulturspezifische Lebensweisen und technische Möglichkeiten angepasst werden, abstrahierten aber von individuellen Präferenzen. Der Ermöglichungscharakter von Gesundheit und ihrer Sorge begründe den Anspruch, eine gerechte Verteilung an Gesundheitsgütern in der Gesellschaft anzustreben. Rawls' Gerechtigkeitstheorie böte hierfür ein gutes Modell. Es fordere von jedem Einzelnen einen verantwortlichen Umgang mit dem gerechten Anteil an Lebenschancen, den ihm die Gesellschaft bieten sollte. Nicht aber die Gesundheit oder die Versorgung mit Gesundheitsgütern zähle zu den gesellschaftlichen Grundgütern, sondern der Anteil an fairen sozialen Chancen. Mit Rawls ginge es darum, die Willkür zufälliger Benachteiligung oder Bevorteilung eben auch durch Krankheit zu reduzieren und damit Chancenunterschiede, soweit sie nicht unter das Unterschiedsprinzip fallen.

Daniels' Theorie der Gesundheitsversorgung ist mithin größtenteils als eine Auslegung der Rawlsschen Gerechtigkeitstheorie für das öffentliche Gesundheitswesen zu verstehen. Mit Referenz auf Rawls' zweites Grundprinzip deutet Daniels das Recht der Bürger auf Gesundheitsversorgung als abgeleitet vom Recht auf gleiche Lebenschancen. Hinter einem Schleier des Nichtwissens sei es für die Vertragspartner im Urzustand angesichts der vielen unterschiedlichen Lebenspläne, die Menschen verfolgen und der Gewohnheit, diese im Lauf des Lebens immer wieder zu verlassen oder zu wechseln, vernünftig, sich auf eine Regelung zu verständigen, die nicht bestimmte Lebenspläne, aber einen gewissen Umfang an vernünftigen Chancen durch adäquate Gesundheitsversorgung garantiert. Dass es u. U. nicht immer möglich sein wird, einen drohenden Verlust des Umfanges an natürlichen Lebenschancen abzugrenzen, ist Daniels offensichtlich bewusst. Er schreibt, das Modell gerechter Gesundheitsversorgung durch institutionelle Sicherung oder Wiederherstellung gleicher Lebenschancen verrate nichts über die einzelnen konkreten Leistungen und nichts über die Konkurrenz der Gesundheitsversorgung mit anderen sozialen Institutionen, wie z. B. der Bildung und Erziehung. Weder solle die Gesundheitsversorgung allein nach diesem Prinzip eingerichtet werden, noch müsse es notwendig die einzige Möglichkeit sein, Gerechtigkeit zu erlangen. Zudem bliebe mit einigen Ausnahmen außen vor, ob Leistungen jenseits der Grundversorgung dem freien Markt übergeben werden dürfen oder wie mit der Kostenverteilung bei Risikoverhalten – nach Angaben immerhin bis zu 10 Prozent der gesamten Kosten im Gesundheitswesen – zu verfahren sei. Es sprächen aber keine ökonomischen Gründe dagegen, sozialmedizinische Maßnahmen und die Betreuung und Behandlung chronisch Kranker oder Alter gegenüber der Akutmedizin aufzuwerten. Auch sei eine wirtschaftliche Mikroallokation kein unbedingter Widerspruch zur gerechten Gesundheitsversorgung, solange Einschränkungen in einer Weise begründet würden, die der Bevölkerung zugänglich ist und die von „freien und gleichen Bürgern" (Daniels 2003b, 50) akzeptiert werden kann.

Obgleich Daniels also mit Bezugnahme auf einen medizinischen Versorgungsbedarf eine, wie ich finde, plausible Einschränkung der aus Gerechtigkeit gebotenen öffentlichen Gesundheitsversorgung macht, wird nicht deutlich, was außer kosmetischer Chirurgie (vgl. Daniels 2003c), deren Indikation nicht selten ja aus anderen als Gründen der Krankheit gestellt wird und den Finanzierungsträger kaum belasten dürfte, aus dem Leistungskatalog heraus fiele. Ezekiel Emanuel etwa schreibt, Daniels behaupte, für eine gerechte Gesundheitsversorgung brauche man entweder eine Liste mit Grundleistungen oder ein Zuteilungskriterium, wie etwa das Konzept der Förderung gleicher Lebenschancen oder ein faires Verfahren der Verteilung. Dieser Anspruch aber führe zu einer viel zu umfangreichen Versorgung und sei daher nicht ausreichend für die Definition von Grundleistungen, die aus Gerechtigkeitsgründen gesellschaftlich garantiert sein sollten. Tatsächlich benötige man vor allem ein starkes Kriterium des Ausschlusses, welches Daniels' Theorie nicht enthalte (vgl. Emanuel 2003). Sein erweitertes Modell der Chancengleichheit, so Buchanan in einer Kritik an Daniels, ließe außer Acht, dass Gesundheit zu mehr gut ist, als nur das Erreichen gleicher Chancen zu ermöglichen (interessanterweise teilt Daniels' aber Rawls' Vorwurf des Reduktionismus in dessen Utilitarismuskritik, nach dem Menschen mehr seien als bloße „Befriedigungscontainer" (Daniels 2003a, 32)). Darüber hinaus dürfe man bezweifeln, dass erstens der Begriff des vernünftigen Umfanges an Lebenschancen in seiner Abstraktheit überhaupt dazu dienen kann, ein abgeleitetes Recht substantiell zu füllen. Entweder sei eine von allen Bürgern intersubjektiv akzeptierte Schnittmenge an Lebensplänen zu klein oder der Rahmen würde so groß gesteckt, dass jeweils nur für einen Bürger gelten muss, dass es vernünftig ist, einen bestimmten Plan zu verfolgen. Das wiederum würde eine erhebliche Belastung der Ressourcen bedeuten. Zweitens sei der Umfang durchschnittlicher Lebenschancen einer Gesellschaft abhängig vom Stand ihrer medizinischen Versorgung und Daniels' Vorschlag somit zirkulär. Es fehle ein Prinzip der Chancenmaximierung, dessen Erfüllung wiederum mit dem Gleichheitsprinzip kollidieren könnte, und schließlich verfüge Daniels' Modell über keine Strategie der Priorisierung. Es sage nichts darüber aus, wie sehr etwa der Abstand zum typischen Umfang an vernünftigen Chancen in Betracht kommen soll neben z. B. der Höhe erforderlicher Investitionen bei Güterknappheit (vgl. Buchanan 2003).

Aus meiner Sicht ist es Daniels zu verdanken, Rawls' Gerechtigkeitstheorie durchaus schlüssig um die Rolle, die die öffentliche Gesundheitsversorgung darin spielen sollte, ergänzt zu haben. Allerdings übernimmt Daniels damit auch einige Schwächen dieser Theorie, die schon Rawls nicht auszuräumen vermochte. Zwar finden sich Stellen, an denen Daniels seine Aussagen ausdrücklich relativiert (vgl. Daniels 2003a, 41f). Weder behauptet er demnach die Priorität medizinischer vor anderen öffentlichen Gütern, noch schreibt er eine bestimmte Priorisierung innerhalb medizinischer Güter vor – ein Sachverhalt, der ihm, wie gesehen, gerade zum Vorwurf gemacht wird – lediglich dafür, *dass* die garantierte Gesundheitsversorgung im Bedarfsfall einen Faktor für den Umfang an Lebenschancen darstellt, scheint Daniels argumentieren zu wollen. Der Kern Daniels' Theorie indes bleibt die Annahme, das Argument der Chancengleichheit sei stark genug, bei ungleichen Chancen von den unverschuldet Bessergestellten Kompensationen zu erzwingen. Dieses scheint mir der strittigste Punkt schon bei Rawls und mit Rawls nun auch bei Daniels zu sein. Neben Schwierigkeiten, den genauen Umfang solidarisch gewährter Gesundheitsgüter zu definieren und eine nicht willkürliche Grenze zu ziehen, zwischen rechtmäßigen und nichtrechtmäßigen öffentlichen Versorgungsleistungen, entspricht es möglicherweise nicht einmal unserer Intuition, aus Gerechtigkeit gebotene medizinische Hilfe vom Ausmaß der durch Krankheit gefährdeten Lebenschancen abhängig zu machen. Z. B. erscheint es mir nicht selbstverständlich, wie Daniels argumentiert, allen unfruchtbaren Frauen auf Wunsch eine künstliche Befruchtung zu gewähren, weil Kinder zu kriegen als arttypische Funktion des Menschen bezeichnet werden könne und der unerfüllte Kinderwunsch als Chancen*un*gleichheit somit ein legitimer Grund für den Anspruch auf öffentliche Gesundheitsgüter sei. Man kann mit Daniels darin übereinstimmen, dass Kinder kriegen zu können zu den normalen Vermögen der Frau zählt ohne Kinderlosigkeit als Krankheit anzusehen. Selbst aber wenn man Kinderlosigkeit für krankhaft hält, bedeutet dieses meiner Ansicht nach nicht, dass sie nach Wunsch aus Gerechtigkeit behandelt werden muss. In der Tat ist diese kostspielige Behandlung (In-vitro-Fertilisation) in Deutschland aber eine Kassenleistung (vgl. Kreß 2003, 83). Auf der anderen Seite hat Daniels mit dem Argument fairer Lebenschancen allein keine guten Gründe in der Hand, die Versorgung derjenigen zu fordern, die, als Palliativpatienten etwa, bereits einen Großteil ihrer Chancen unwiederbringlich verloren haben. Die Palliativmedizin aus dem rechtmäßigen Anspruch auf Versorgung herauszunehmen wäre mit Daniels Theorie zwar konform, widerspricht m. E. aber unserer Intuition, wonach Gerechtigkeit verlangt, gerade die leidvollsten Krankheiten zu behandeln, auch wenn dadurch keine Lebenschancen gewonnen werden. Sollten diese beiden Einwände gegen die Einschränkung der öffentlichen Gesundheitsversorgung auf den Erhalt oder die Wiederherstellung gleicher Chancen zutreffen, dann ist Daniels egalitäre Theorie als Allokationskriterium nicht nur unzureichend, sondern verfehlt, weil es einerseits Zustände ohne Versorgungsanspruch einschließt, andererseits aber auch rechtmäßige Ansprüche nicht begründen kann.

Gewiss fordern die wenigsten Egalitaristen eine „großzügige" (Kreß 2003, 77) Versorgung mit medizinischen Gütern oder zeigen sich Rationierung gegenüber so bedeckt wie Daniels. Im Gegenteil scheint die Notwendigkeit, einige Gesundheitsgüter einsparen zu müssen, auch wenn diese der Behandlung von Krankheiten dienen, um andere Grundbedürfnisse weiterhin erfüllen zu können, von den meisten Egalitaristen anerkannt zu werden. Auch Daniels erklärt sein Konzept für lediglich indifferent gegenüber einer öffentlichen Gesundheitsversorgung, die nur noch ein adäquates Minimum bietet, betont aber gleichzeitig, dass dieses nicht notgedrungen aus ihm folge. Ich für meinen Teil glaube, dass unser landläufiges Verständnis von Gerechtigkeit in dieser Frage tatsächlich nur eine Grundversorgung erfordert, weil nur sie die Beschränkung von Freiheitsrechten, auf die der pflichtmäßige Beitrag einer Solidarversicherung hinausläuft, rechtfertigen kann. Auf welche weiteren Gründe ich mich hier beziehe, will ich zunächst offen lassen.

Eine meinem Eindruck nach sehr typische egalitäre Reaktion angesichts der nicht zu leugnenden Schwierigkeiten, zu einem akzeptablen Verteilungskriterium zu gelangen, ist, für den Bereich der verbleibenden Ungewissheit, anstatt eines formalen Kriteriums, gerechte Institutionen oder Verfahren zu fordern und damit die

Gerechtigkeit des Verteilungsergebnisses in die schwächere Form einer Prozeduralgerechtigkeit umzuwandeln und die Öffentlichkeit mehr oder weniger weitreichend über offene Rationierungsfragen beraten oder sogar abstimmen zu lassen. Zu einem solchen Schluss kommt auch Daniels. Mangels konkreterer und quantitativer Vorgaben seitens der Verteilungsgerechtigkeit im Rawlsschen Sinn, so Daniels, bleibe einem nichts anderes übrig, als an gerechten Verfahren festzuhalten, die für dieses garantieren, die Zustimmung der Bevölkerung haben und die öffentliche Meinungsbildung fördern (vgl. Daniels 2003b). In Bezug auf Deliberation, wie sie von fast allen Veröffentlichungen zur Ergänzung defizitärer Gerechtigkeitstheorien gefordert wird, sollte man sich allerdings über den wichtigen Unterschied öffentlicher Meinungsbildung einerseits und Abstimmung andererseits im Klaren sein. M. E. spricht nichts gegen die Beteiligung der Öffentlichkeit an Fragen der Rationierung, obgleich es mir zweifelhaft erscheint, auf diese Weise zu wirklich neuen und politische Entscheidungen beeinflussenden Gesichtspunkten zu gelangen. Diese Ansicht muss in Anbetracht der erstaunlichen Einmütigkeit zwar als Expertenkonsens gelten, wird meiner Einschätzung nach aber deutlich überbewertet. Wer allerdings öffentliche Abstimmungen über Rationierungsentscheidungen propagiert, muss die Abstimmungs*ergebnisse* auch dann akzeptieren, wenn sie gegen das verstoßen, was man für ein moralisches Recht hält. Mit anderen Worten: Wenn es ein Recht auf Gesundheitsversorgung gibt, wie die meisten Egalitaristen annehmen, dann kann sich dieses entweder gerade dadurch auszeichnen, dass es Abstimmungen enthoben ist – dann benötigt man statt demokratischer Verfahren eine Ethik zum Schutz dieser Rechte, oder man lässt Abstimmungen auch im Geltungsbereich dieser Rechte zu, muss aber gleichzeitig akzeptieren, dass diese von jenen als Legitimation wenigstens teilweise abgelöst werden. Damit sei weder gesagt, dass expertokratisch getroffene Rationierungsentscheidungen keine Rücksicht auf das Volksinteresse zu nehmen brauchen, noch, dass kein Konsens darüber zu erreichen wäre, sich bei Ressourcenknappheit in legitimer und gebotener Weise auf spezifische Leistungen zur Befriedigung medizinischer Grundbedürfnisse zu beschränken. Vielmehr ist ein gerechtes Gesundheitssystem gerade so einzurichten, dass ihnen vernünftige Bürger mit unterschiedlichen Präferenzen zustimmen könnten – ohne dass es jedoch von dieser Zustimmung faktisch abhängig wäre.

3.3 Freiheit

Freiheit und Gleichheit der Menschen sind bekanntlich *die* politischen Ideen seit der Neuzeit, und es ist historisch gut zu verstehen, dass die unfreien Verhältnisse der absolutistischen Monarchien Europas Revolutionen nährten, die zuerst der Befreiung des Bürgertums dienten, ehe die Erfahrung krasser sozialer Ungleichheit in der Industrialisierung des freien Marktes eine allmähliche Aufwertung der Idee der Gleichheit ermöglichte. Ein Großteil der intellektuellen und politischen Auseinandersetzungen drehte und dreht sich seitdem um die Frage, welche Idee der anderen unter welchen Umständen vorgeordnet sein soll. Rawls etwa schreibt dazu skeptisch, „die Geschichte demokratischen Denkens (...) (habe) gezeigt, dass keine Übereinstimmungen darüber bestehen, wie die grundlegenden gesellschaftlichen Institutionen (hierunter die Gesundheitssysteme) gestaltet werden müssen, wenn sie der Freiheit und Gleichheit der Bürger als moralischen Personen entsprechen sollen. Das dafür notwendige Verständnis von Freiheit und Gleichheit, das in der öffentlichen Kultur einer demokratischen Gesellschaft implizit vorhanden ist, und die angemessenste Weise, die mit diesen Begriffen verbundenen Forderungen gegeneinander abzuwägen, seien nicht in einer Weise formuliert worden, die allgemeine Zustimmung gefunden hätte“ (Steinvorth 2003, 165). Zwar räumt Rawls als Liberalist der Freiheit in seinen Grundprinzipien (nach eigener Angabe) der Gleichheit gegenüber den lexikalischen Vorrang ein, vollzieht gleichzeitig aber die Umkehr, indem er die (Einkommens-) Freiheit durch den Punkt begrenzt, an dem die angeborene oder soziale Schlechterstellung der Schlechtergestellten einen Ausgleich und damit die Freiheitsbeschränkung der Bessergestellten durch Umverteilung verlangt.

Ein inzwischen ebenfalls legendärer Gegenentwurf zu Rawls' Gerechtigkeitstheorie stammt von Robert Nozick, den dieser 1974, drei Jahre nach Rawls' ‚A Theory of Justice' unter dem Titel ‚Anarchy, State and Utopia' als sein Hauptwerk veröffentlichte (vgl. Nozick 1974). „Wenn meine spätere Frau", so der lebensfrohe Nozick in einem Beispiel, „meines scharfen Verstandes und meines aparten Äußeren wegen – nichts von dem habe ich verdient, von meiner liebenswerten Art ganz zu schweigen – einen weniger intelligenten und aparten Bewerber abgewiesen hat, der andernfalls ihr Ehemann geworden wäre, kann dieser dann allein deshalb schon von Ungerechtigkeit sprechen? Würde die Tatsache, dass ich ihn an seinem Glück hindere, rechtfertigen, anderen Ressourcen abzuziehen, um ihm eine kosmetische Operation und Bildung zu ermöglichen oder eine andere mir abgehende Qualität, um unsere Chancen in der Wahl anzugleichen" (Steinvorth 1999, 118; meine Übersetzung)? Nozicks Antwort hierauf ist, dass dieser Anspruch offenkundig nicht besteht und dass, wenn wir ihn für absurd halten, dieses ebenso für die Güterverteilung der Gesamtgesellschaft gelten müsse, in der Privatgüter nicht schon deshalb umverteilt werden dürften, wenn, wie Rawls fordert, sie nicht zum Vorteil der Schlechtestgestellten sind. Zumindest aber müsse man Gründe angeben, warum in der Grundstruktur andere Gerechtigkeitsprinzipien wirken sollen als in Privatangelegenheiten. So lange dieses nicht geschehe, sei davon auszugehen, dass, wie Nozicks Frau ein Recht darauf hat, einen Mann ihrer Wahl zu begünstigen und Nozick dieses ohne Reue und vor allem ohne Entschädigung annehmen darf, weil ihre ‚Aneignung' auf eine tadellose Weise erfolgte,

Privatgüter legitimes Eigentum ihrer Besitzer sind, wenn ihre Aneignung rechtmäßig war. Natürlich *ist* Nozicks Frau nicht Nozicks Eigentum, genauso wenig, wie Nozick das Eigentum seiner Frau ist. Dennoch wäre Nozicks Bevorteilung ohne seine natürlichen Qualitäten unwahrscheinlich gewesen. Vielmehr ist er als die Person, die er nun einmal ist, maßgeblich an der Abweisung des Nebenbuhlers beteiligt und trotzdem nicht sanktionierbar, weil er seine Frau zu ihrer Entscheidung nicht genötigt, sondern diese sie aus freien Stücken getroffen hat. Nozicks Einwand erscheint daher durchaus berechtigt: Jede Aneignung und jeder Tausch ist gerecht, sofern er aus freien Stücken und nach den Gesetzen von Angebot und Nachfrage erfolgt. „Ungerechtigkeit", so Steinvorth, „(ist für Nozick die) Verletzung (der) Freiheitssphäre des anderen, die bei jedem durch die Verfügung über sich und sein Eigentum definiert ist; Eigentum wiederum ist alles, was jemand durch seine Arbeit oder Erfindung hervorgebracht oder von anderen durch Geschenk oder Tausch erhalten hat" (Steinvorth 1999, 117). Eine Gerechtigkeitstheorie, die für die Verteilung gesellschaftlicher Grundgüter andere Regeln annimmt als für Liebesdinge, muss diesen Unterschied erklären. Der Hinweis, Liebespartner seien einander nicht Eigentum wie Privatgüter ihren Besitzern, verlangt nach der ergänzenden Erläuterung, inwiefern hier vom Ausgleich elementarer Chancenungleichheiten abgesehen werden kann, nicht aber im Grundzustand (man muss sich nur vorstellen, der makellose Nozick hätte den extrem unattraktiven Nebenbuhler nicht nur bei seiner Frau, sondern bei allen in Frage kommenden Frauen ausgestochen und der Nebenbuhler aufgrund seines extrem unattraktiven Äußeren, seiner Einfältigkeit und Langeweile nicht nur bei Nozick, sondern bei jedem Konkurrenten das Hintertreffen gehabt, deshalb keinen Lebenspartner finden können und keine Kinder bekommen – er wäre deutlich sozial benachteiligt!). Rawls' Auffassung, nach der die Kontingenzen nicht nur der sozialen sondern auch der natürlichen Lotterie willkürlich und daher moralisch inakzeptabel seien, versäume außerdem zu berücksichtigen, dass Individuen spezifische Entwicklungen oder Förderungen ihrer Anlagen frei wählen. Sollte Rawls, so Nozick, die Gründe dieser Entscheidungen wiederum als willkürliche Kontingenzen äußerer Umstände ansehen, könnte die gesamte Autonomie und Verantwortung einer Person für sich selbst, ganz im Widerspruch zur egalitären Intention, auf äußere Faktoren zurückgeführt und dadurch entmachtet werden (vgl. Nozick 1973, 108). Bei Güteraneignungen oder Tauschen Widrigkeiten oder Rechtsverletzungen auszumachen oder nachzuweisen, dass die Aneignungen oder Tausche die übrigen Gesellschaftsmitglieder durch Güterverknappung bedeutend schlechter stellen, sei indes die einzige legitime Möglichkeit, Privatbesitz anzutasten, denn in beiden Fällen handle es sich um eine Einschränkung der Freiheit und des Eigentumsrechtes Zweiter. „Die Tatsache, dass jemand etwas für andere Lebensnotwendiges besitzt, (bedeute) allerdings nicht, dass seine Aneignung (...) andere schlechterstellt als in der Ausgangssituation. Ein Mediziner, welcher ein neues potentes Medikament herstellt und welcher den Verkauf nach anderen als seinen Prämissen ablehnt, verschlechtert nicht (deshalb schon) die Situation der Bedürftigen (...)" (Nozick 1973, 77; meine Übersetzung), solange jedenfalls diesen die Ausgangssubstanzen und technischen Mittel im Prinzip ebenso zugänglich sind wie ihm selbst. Egalitaristen und Utilitaristen verkennten diese Zusammenhänge, insofern ihre Gerechtigkeitstheorien nur auf den Endzustand gleicher Güterverteilung bzw. die Einhaltung bestimmter Verteilungsprinzipien und nicht auf die historisch-prozessiven Umstände des Gütererwerbes abzielen (vgl. Nozick 1973, 50ff.). Es sei auch nicht überzeugend, wie Rawls anzunehmen, eine Kooperationsgesellschaft sei zum Vorteil aller und daher Anlass für die Bessergestellten, sich auf ein Verteilungsprinzip zu einigen, welches in Art des Unterschiedsprinzips die Schlechtergestellten zur Kooperation motiviert. In gleicher Weise sei den Schlechtergestellten vorzuführen, dass auch sie bereits durch die Besserstellung der Bessergestellten im Vergleich zur Alternative der Nichtkooperation profitieren. Eine Verteilung könne überdies für Rawls gerecht sein, solange die Schlechtestgestellten von ihr profitieren, obwohl sie einen offensichtlich unmoralischen Ursprung hat. Ohne ein fundamentales Recht auf körperliche Unversehrtheit, das Eigentumsrecht am eigenen Körper (welches allerdings in Rawls' erstem Grundprinzip enthalten ist), sei nicht zu erklären, warum Menschen nicht getötet werden dürfen, um ihre Organe Transplantationskandidaten nach utilitaristischen Kriterien (Alter, Prognose, Produktivkraft) nutzbringend zu implantieren.

Wie Daniels an die Philosophie Rawls' anknüpft und für die Gesundheitsversorgung auslegt, so steht Engelhardt in der libertären Tradition Nozicks. Eine mehrstufige Gesundheitsversorgung mit Grund- und Wahlleistungen erscheint diesem unvermeidlich, ein einheitliches und durch Zwangsbeiträge verpflichtendes Gesundheitssystem dagegen für moralisch nicht rechtfertigbar. Ein allgemeines moralisches Recht des Menschen auf medizinische Versorgung – auch auf Grundversorgung – bestünde nämlich nicht. Die Unmöglichkeit, Gerechtigkeit auf andere Legitimationen zu stützen als auf die utopische Zustimmung „moralisch Fremder" (Engelhardt 2003, 64), gründe in der Vielfältigkeit gesellschaftlicher Gerechtigkeitsvorstellungen. Eine verpflichtende Gesundheitsversorgung und daran gebundene Rechte missachteten diese Tatsache und verletzten die übergeordneten Freiheitsrechte der Individuen. Ungleichheiten im Zugang zu medizinischen Ressourcen seien vielmehr aus moralischen und ökonomischen Gründen als unglückliches Ergebnis einer natürlichen oder sozialen Lotterie hinzunehmen und eine finanzielle Höchstgrenze für die Rettung menschlichen Lebens zu veranschlagen. Erzwungene Umverteilung von Eigentum erfordere stets einen unfairen Zustand, für den eine Person haftbar zu machen ist. In Fällen, in denen die Verantwortung hierfür bei der Gesellschaft liegt, verlange die Korrektivgerechtigkeit die erzwungene Umverteilung öffentlicher Güter. Privateigentum sei hiervon auszunehmen und ein „gehaltvoller Begriff von Gerechtigkeit“ zu formulieren, der ermögliche, zwischen „Notwendigkeit und Wünschen“ zu unterscheiden „und Notwendigkeit in Rechte umzusetzen“ (67). Egalitarismus aus Neid müsse unbedingt abgelehnt werden, während Egalitarismus aus Altruismus im engen Rahmen der öffentlichen Mittel ein Verteilungskriterium sein dürfe. Es gäbe aber keine verbindliche Rangordnung von Bedürftigkeit, nach der man sich hierbei richten könne. Gleichzeitig müsse klar sein, dass der Verteilung von Gesundheitsgütern enge Grenzen gesetzt sind und keine moralische Autorisation bestehe, etwa den freien Handel mit Transplantaten zu verbieten. Rawls' „End-state-view“-Gerechtigkeitstheorie (81) mache eine Reihe utopischer und ahistorischer Voraussetzungen und helfe nicht, den Bedarf konkreter Patienten zu bestimmen. Dieses Versäumnis aber würde erlauben, beträchtliche Ressourcen für unmerkliche Verbesserungen der Gesundheit einzusparen. Freiheit sei mit Nozick und entgegen Rawls nicht ein Gut unter vielen, sondern „der Ursprung moralischer Autorität“ (84). Diese gehe von konkreten Individuen aus, die Rawls' Modell zwar zustimmen könnten aber nicht müssten. Ein pluralistisches, mehrstufiges Gesundheitssystem könnte mehrere Leitungsträger mit unterschiedlichen moralischen Vorstellungen und Angeboten an die Versicherten integrieren. So könnten vielfältige individuelle Möglichkeiten der Versicherung entstehen. Der Oregon-Plan sei ein gutes Beispiel für die diskursive, auf Mitbestimmung bauende Konzeption eines durch Ressourcenknappheit und persönlicher Freiheit beschränkten mehrstufigen Versicherungssystems. Er akzeptiere die prinzipielle Ungleichheit in der Bevölkerung, die Zulässigkeit altruistischer Maßnahmen der Wohltätigkeit mithilfe öffentlicher Mittel, die Endlichkeit und den Preis der Erhaltung menschlichen Lebens, die Beschränktheit der moralischen Autorität der Gesellschaft in der Gesundheitsversorgung und fördere gleichzeitig das Urteilsvermögen und Gesundheitsverhalten ihrer Bürger. Der Umstand indessen, dass Menschen auf einer Versorgungsstufe oder in einem Gesundheitssystem überleben, während andere auf anderen Stufen oder in anderen Systemen sterben sei nicht per se ungerecht, sondern Ausdruck der Entscheidungen und Schicksale freier Menschen.

Es ist Nozick und Engelhardt sicherlich anzuerkennen, auf die Schwächen der Rawlsschen Gerechtigkeitstheorie und damit auch der an Rawls anknüpfenden egalitären Konzepte hingewiesen zu haben. Das betrifft vor allem Rawls' intuitiven Vorraussetzungen der Gerechtigkeit als Fairness und die Rolle und das Gewicht einzelner und ihrer unveräußerlichen Rechte. Auch wenn Nozicks und Engelhardts Beiträge gewiss nicht kritiklos hinzunehmen sind, weisen sie doch mit einiger Berechtigung auf die Bedeutung der individuellen Entscheidungsfreiheit und ihres Schutzes hin. Weniger plausibel erscheint mir hingegen die These, es sei in einer pluralistischen und individualisierten Gesellschaft kein hinlänglicher moralischer Konsens, wie er für das Umverteilungsprinzip demokratisch erforderlich ist, zu erzielen. Da nicht nur Gesundheitssysteme, sondern alle politischen Einrichtungen des Rechtstaates, insbesondere die nicht abstimmungsabhängigen, diesen Konsens voraussetzen, liegt die Last des Gegenbeweises hier bei den Libertaristen. Ein zweiter, besonders natürlich von Egalitaristen hervorgehobener Einwand gegen sie ist, dass persönliche Unabhängigkeit nicht immer durch das Sich-selbst-Überlassen der Bürger, sondern im Bedarfsfall nur durch staatliche Interventionen erreicht wird. Buchanan beispielsweise weist m. E. zu recht darauf hin, Nozick verkenne, dass gerade Krankheit eine ernste Bedrohung dieser Autonomie bedeuten kann und ein Mindestlebensstandard, und hierzu gehört ein Mindestgesundheitszustand, vorauszusetzen ist, um ein freies Leben zu führen (vgl. Buchanan 1997). Ein weiterer wichtiger Einwand gegen den Libertarismus stammt von Steinvorth. Nach ihm verkennen Libertaristen, dass der Wohlstand einer Gesellschaft (auch der private), ihre Kultur und Technik auf Gemeingütern gründen, die durch ihre Verarbeitung dem Zugang für alle versperrt sind. Eben „weil es“, so Steinvorth, „keine aneigenbaren Güter ohne natürliche Ressourcen gibt und diese kein ursprüngliches Privateigentum sind, muss man einen Unterschied zwischen der Freiheit der persönlichen Gunstzuwendung und der Freiheit der Verfügung über aneigenbare Güter oder Reichtümer anerkennen, was Nozick übersieht“ (Steinvorth 1999, 120).

3.4 Pflicht

Die vorangegangene Darstellung sollte deutlich gemacht haben, dass konsequent utilitaristische, egalitäre und libertäre Standpunkte zur gerechten Gesundheitsversorgung nicht unbedenklich und widerspruchslos vertretbar sind, wenn sie die ernsten Einwände ihrer Gegner vollends ignorieren. Freiheit ohne Gleichheit kann Anarchie bedeuten und Gleichheit ohne Freiheit Totalitarismus. Die meisten Autoren bedienen sich daher gemischter Argumente. Selbstverständlich sind Zugeständnisse nicht immer gleich offensichtlich, man kann aber, denke ich, von allen zeitgenössischen Publikationen über Gerechtigkeit in der Gesundheitsversorgung und u. U. über soziale Gerechtigkeit im Allgemeinen mit Recht sagen, dass sie mehr oder weniger pluralistisch sind, indem sie immer Aspekte des Nutzens, des Bedarfes, der Gleichheit und der Freiheit in der Bestimmung gerechter Verhältnisse kombinieren. Aus diesem Grund möchte ich drei dieser Vermittlungsversuche etwas genauer vorstellen: Ronald Dworkins vernünftig Versicherte, Allen Buchanans erzwungene Wohltätigkeit und Ulrich Steinvorths liberale Gleichheit. Der Begriff der Pflicht spielt für alle drei eine zentrale Rolle.

Dworkins Philosophie zur Gesundheitsversorgung ist im Zusammenhang mit der politischen Situation der Vereinigten Staaten und speziell mit den Anläufen Bill Clintons zu sehen, das öffentliche Gesundheits- und Sozialsystem der USA zu reformieren (vgl.

Dworkin 1994). Dass die Vereinigten Staaten mit einer erwartbaren Zahl vorübergehend bis langfristig Unversicherter von einem Viertel der Bevölkerung und mit 14 Prozent des Bruttosozialproduktes (die USA unterhalten bekanntlich das weltweit teuerste Gesundheitssystem) zuviel in eine zugleich ungerechte Gesundheitsversorgung investieren, sei allgemein bekannt. Clintons gescheiterter Gesundheitsplan habe einen Versuch unternommen, durch Rationierung öffentlicher Versorgungsleistungen Abhilfe zu schaffen. Die Versorgung sei dabei sehr abstrakt auf „notwendige und angemessene" („necessary and appropriate") (Dworkin 2002, 308; Übersetzung von mir) Leistungen beschränkt und der National Health Board damit beauftragt worden, zu entscheiden, was zu diesen gehört. Die Zielsetzung der Gesundheitsversorgung der Vereinigten Staaten der vergangenen Jahre habe ein Rettung-um-jeden-Preis-Prinzip verfolgt (welches allen die beste Versorgung gewährleisten sollte), hinsichtlich der Beantwortung der Frage, wie viel der Staat für diese Versorgung auszugeben hat, aber als unglaubwürdig zu gelten. Die Absicht des Rettung-um-jeden-Preis-Prinzips, das Versorgungsniveau allein vom Bedarf der Versorgungsempfänger bestimmen zu lassen, sei hoffnungslos, weil es nicht zwischen dem Gewicht des Bedarfes weniger schwer und vieler leicht Kranker einerseits und zwischen verschiedenen Krankheiten andererseits zu entscheiden helfe. Ein Fehler des Systems sei es gewesen, die Leistungsgewährung von der Entscheidung einzelner Ärzte und Patienten abhängig zu machen, die Finanzierung aber Krankenversicherungen als Dritten zu überlassen. Dadurch fehle der Anreiz, sich nach persönlichen Interessen möglichst wirtschaftlich zu versichern. Die Forderung konservativer Ökonomen, die Gesundheitsversorgung auf das Maß einer freiwilligen, selbstverantwortlichen aber auch privaten Form zu reduzieren, sei allerdings inakzeptabel, erstens weil es nicht berücksichtige, dass Privatvermögen in der amerikanischen Gesellschaft ungerecht verteilt ist und viele sich keine Mindestversorgung nach

Marktpreisen erlauben können, zweitens weil die meisten nur unzureichend über grundlegende Aspekte der angebotenen Leistungen informiert seien und drittens weil Versicherungsgesellschaften ihre Mitglieder auf einem unregulierten Markt nach Krankheitsrisiken aussuchen würden. Diese Einwände führen Dworkin zum Ideal der „vernünftigen Versicherung" („prudent insurance") (311), bei dem die Bürger nach Ausräumen dieser Einwände zu vernünftigen und wirtschaftlichen weil eigenverantwortlichen Entscheidungen über den Umfang ihres Versicherungsschutzes kämen. Ähnlich wie Daniels und Rawls bedient sich auch Dworkin hier einer Reihe von Bedingungen, von deren Erfüllung abhängen soll, ob ein Sozialsystem gerecht ist. Was für Rawls der Schleier des Nichtwissens besorgt, erlaubt bei Dworkin ein imaginärer Zustand, in dem erstens das Vermögen einer fiktiven Gesellschaft annährend gleich verteilt ist, zweitens die Bürger umfassend über die Vor- und Nachteile verfügbarer Gesundheitsgüter aufgeklärt sind und drittens Versicherungen auf dem Markt frei gehandelt werden. Die Versicherungen besitzen keine personenbezogenen Informationen über bestimmte Krankheitswahrscheinlichkeiten, können die Bürger mithin nicht risikoabhängig versichern (wie es in den Vereinigten Staaten üblich ist). Ebenso wie Daniels und Rawls wählt daher auch Dworkin Umstände zur Explikation intuitiver Gerechtigkeitsvorstellungen, die nicht nur die Konsequenzen von Vermögensunterschieden sondern auch unterschiedlicher natürlicher Anlagen ausschließen. „Unter der natürlichen Freiheit (des Libertarismus)", so Steinvorth hierzu, „aber auch (unter) der liberalen Gleichheit können Menschen mit denselben Entscheidungen und Anstrengungen wegen ihrer verschiedenen Begabungen zu verschiedenen Ressourcen kommen, unter der demokratischen Gleichheit nach Dworkins wie nach Rawls' Ideal nicht (Steinvorth 1999, 150). Im Gegensatz zu Rawls und Daniels sind sich Dworkins Bürger aber über ihre Bedürfnisse und Interessen im Klaren und richten ihre Versicherungswahl hiernach aus. Gerechtigkeit wird auch nicht wie bei Rawls durch eine vernünftige Vereinbarung erreicht, sondern durch freie und individuelle Kaufentscheidungen bei Ressourcengleichheit (ebd.). Beispielsweise sei zu erwarten, dass junge Erwachsene weniger in lebenserhaltende Maßnahmen am Lebensende investierten als in Leistungen, die das gegenwärtige Leben verbesserten. Jedes öffentliche Gremium, das wie der National Health Board über das Ausmaß der staatlichen Gesundheitsversorgung urteilt, solle sich entsprechend an den mutmaßlichen Entscheidungen vernünftig Versicherter orientieren, wenn diese unter fairen Bedingungen getroffen werden und investieren, was vernünftige Individuen für sich selbst zu investieren bereit wären. Interindividuelle Unterschiede in der Spekulation über diese vernünftigen Versicherungsentscheidungen machten einen konsensuellen Beschluss eines eingesetzten Gremiums unter Berücksichtigung der Volksmeinung erforderlich. Das Ergebnis müsse außerdem beliebig erweiterbar sein und private Zukäufe erlauben.

Dworkins Verdienst in seinem Konzept der vernünftig Versicherten ist, daran zu erinnern, wie Steinvorth schreibt, „dass man nicht beliebige Leistungen (...) für den Krankheitsfall fordern darf, sondern das Geforderte auf das beziehen muss, was man selbst für die Verhinderung der Krankheit zu opfern bereit ist“ (Steinvorth 1999, 148). Entsprechendes gilt für Behinderungen: Anspruch auf die Leistungen einer Zwangsversicherung für Behinderungen hat, „wer für das, was er als Behinderung anführt, auch bereit wäre die Beiträge zu zahlen, die die Leistungen kosten. Das heißt natürlich nicht, dass der Leistungsempfänger solche Beiträge wirklich bezahlt, denn hier handelt es sich um eine Zwangsversicherung zugunsten Behinderter. Es heißt vielmehr, dass ein Verwaltungsbeamter für die angeführte Behinderung entscheidet, ob ein normaler Mensch sich gegen sie versichern würde. Der Beamte wird, wie Dworkin unterstellt, entscheiden, dass ein normaler Mensch bereit ist, sich gegen Blindheit zu versichern, weil er Blindheit als echte Behinderung ansieht, aber nicht bereit wäre, sich gegen eine Vorliebe für Opern oder teure Frauen zu versichern, weil er in diesen Fällen das Geld lieber den Gegenständen seiner Leidenschaft statt der Versicherung opfern würde“ (148f.).

Dworkin verbindet hier das egalitäre Prinzip des Anspruches auf öffentliche Versorgung bei Mittellosigkeit mit dem libertären Prinzip der Eigenverantwortung und findet so ein Maß der gerechten Leistungsbegrenzung. Die Frage nach der Grundlage, nach der der Verwaltungsbeamte den Umfang der eigenverantwortlich getätigten Versicherung bemessen soll, hingegen bringt u. U. eine zirkuläre Schlussfolgerung Dworkins zu Tage. Denn, wie gesehen, ist die Bemessungsgrundlage für den Leistungsumfang die mutmaßliche Entscheidung der Versicherten, welche aber maßgeblich von den zur Verfügung stehenden Mitteln abhängt. Diese sollen offenbar langen, einige wichtige aber nicht alle Maßnahmen zu decken. Es ließe sich also sagen, der Staat habe dem einzelnen genau so viele Mittel zu geben, dass dieser solche Leistungen in Anspruch nehmen kann, für die er sich entscheiden würde, wenn er die dafür benötigten Mittel vom Staat bekäme. Dieser Satz ist eine Tautologie.

Während Dworkins Pflicht in erster Linie also eine Versicherungspflicht ist, deren Zwangsbeiträge er wie schon Daniels mit dem Recht auf solidarische Kompensation gesundheitsbedingter Benachteiligung begründet und die er – und darin besteht wie gesehen die eigentliche Neuerung – durch die Reichweite der Eigenverantwortung einschränkt, ist die Pflicht bei Buchanan eine, die er vom Begriff des moralischen Rechtes löst, um im Interesse der Politik voranzukommen, wo die Bemühungen, eben dieses Recht abwechselnd egalitär zu begründen und libertär zu widerlegen, seit geraumer Zeit auf der Stelle treten. Die Theorie eines Rechtes auf einen Mindest*gesundheitsstandard* ist, so Buchanan, unplausibel, weil kein Standard garantiert werden kann. Ein Recht auf *uneingeschränkten Einsatz* zum Erreichen eines *gewissen* Standards hingegen sei unplausibel, weil dieses nicht die konkurrierenden gesellschaftlichen Bedürfnisse berücksichtige. Ein Recht auf Gesundheitsversorgung impliziere Garantien, sei jedoch nicht gleichbedeutend mit der Ansicht, dass Menschen eine bestimmte Versorgung garantiert sein sollte. Der erste Fall stütze sich auf Gebote der Gerechtigkeit, der zweite sich auf Gebote der Nächstenliebe und Wohltätigkeit. Zwar hätte ein Recht auf ein *annehmbares* Versorgungs*minimum* den Vorteil, Ressourcen für konkurrierende Versorgungsleistungen zu berücksichtigen, unlimitierte Leistungen zu vermeiden, eigenständige Ergänzungen zu erlauben und dennoch einen Mindeststandard zu garantieren, böte in Ermangelung einer Gerechtigkeits- und damit Rechtstheorie selbst aber noch keine Grundlage dafür, zu entscheiden, welche Bedürfnisse davon gedeckt sein sollen. Buchanan vermutet indessen, „dass wir uns (...) viel sicherer darüber sind, dass jemandem eine bestimmte Art der Gesundheitsversorgung nicht fehlen sollte, als darüber, ob die Grundlage für dieses Urteil ein Prinzip ist, das sich aus unserem Sinn für Gerechtigkeit herleitet oder aber aus dem für Nächstenliebe, Wohltätigkeit oder Großzügigkeit" (Buchanan 2003, 103). Entsprechend versucht Buchanan, die Annahme zu entkräften, *nur* ein *universelles Recht* auf ein bestimmtes Versorgungsniveau könne die Einforderung von Pflichtbeiträgen legitimieren. An seiner Stelle ließen sich unstrittige Ansprüche aus dem *speziellen Recht* auf Wiedergutmachung, dem Prinzip der Schadensvermeidung und Klugheitsargumenten ableiten. Unter Klugheitsargumenten versteht Buchanan Gründe für die Einführung von Zwangsabgaben, die wie etwa die Steigerung der gesellschaftlichen Produktivität durch medizinische Maßnahmen im Interesse der Gemeinschaft sind. Ein solches heterogenes Recht auf Gesundheitsversorgung würde im Gegensatz zum universellen Recht nicht allen Bürgern jederzeit zukommen, wohl aber denjenigen, denen durch die Lebensbedingungen einer modernen Gesellschaft geschadet wird oder deren Erwerbsfähigkeit wiederherzustellen sich für die Allgemeinheit lohnt. Alle übrigen Kranken seien an private Dienste oder an die

Wohltätigkeit der Bessergestellten verwiesen. Ein universelles moralisches Recht hierauf aber könne für sie nicht erhoben werden.

Solange indes ein Anreiz besteht, seinen eigenen Beitrag für eine karitative Gesundheitsversorgung zurückzuhalten, sei es gerechtfertigt, ihn gerade dann zu erzwingen, wenn seine Zurückhaltung nicht auf Eigennutz sondern auf dem Wunsch beruht, mit ihm den größten Nutzen zu erzielen. „Entweder werden", so Buchanan, „genügend andere zum Projekt eines annehmbaren Minimums (der Gesundheitsversorgung) beitragen, um dieses Ziel zu erreichen, auch wenn ich mich *nicht* daran beteilige, oder es werden *nicht* genügend andere dazu beitragen, ein annehmbares Minimum zu erreichen, selbst *wenn* ich meinen Beitrag leiste. In jedem Fall wird mein Beitrag überflüssig sein. Mit anderen Worten ausgedrückt bedeutet dies, dass ich angesichts der Höhe der erforderlichen Investitionen und der praktisch vernachlässigbaren Größe meines eigenen Beitrages die winzige Wahrscheinlichkeit, dass mein Beitrag zwischen Erfolg und Misserfolg entscheiden könnte, vernachlässigen kann. (...) Wenn dem so ist, (...) wäre es für mich eine vernünftige Wohltätigkeit, meinen Beitrag nicht für ein Projekt, dass ein annehmbares Minimum sichern will, zu (vergeben), sondern stattdessen für einen unabhängigen (und selbst gewählten) Akt der Wohltätigkeit (...), von dem ich weiß, dass meine Bemühungen benötigt werden und effektiv sind" (Buchanan 2003, 116; Hervorhebungen von mir). Man brauche zudem Gewissheit über die tatsächliche Beteiligung der anderen, deren Beiträge den eigenen Beitrag erst sinnvoll machen. Um die Koordinierung der Wohltätigkeit einerseits und die Beteiligung der Gemeinschaft andererseits zu garantieren, sei eine Beitragspflicht daher nicht nur gerechtfertigt sondern im vernünftigen Interesse aller auch geboten aber unabhängig von der Frage, ob man sich der libertären oder egalitären Theorie der Grundrechte anschließt.

Buchanans Theorie der erzwungenen Wohltätigkeit enthält also eine Versorgungsgarantie gegenüber Mittellosen, die auf einem heterogenen Recht an bestimmten Leistungen, dem Gemeinnutz und dem Argument beruht, dass ein ernst genommenes Wohltätigkeitsprinzip, wenn es eine verlässliche und effektive Rolle für die öffentliche Krankenversorgung spielen soll, erzwungen werden darf. Libertäre Kritiker, die argumentierten, dass diese erzwungene Wohltätigkeit indem sie nicht aus Gerechtigkeit folgt, keine Freiheitsrechte verletzen darf, hätten die Beweislast, die Existenz *dieser* Rechte überzeugend zu belegen. „Es ist", so Buchanan, „für den Libertären schön und gut zu behaupten, freiwillig zu geben, *könne* ein Ersatz für das existierende System staatlicher Förderprogramme sein, aber diese *Möglichkeit* ist für die Bedürftigen ein schlechter Trost, falls aus dem einen oder anderen Grund freiwillige Beiträge ausbleiben" (Buchanan 2003, 115).

Als einen dritten Versuch, Argumente des Libertarismus mit denen des Egalitarismus zu verbinden und dabei zu einer neuen Bedeutung des Pflichtbegriffes für die Gewährung des Zuganges zu öffentlichen Gütern zu kommen, möchte ich Steinvorths liberale Philosophie der gleichen Freiheit bezeichnen. Diese betrifft nicht primär die Gesundheitsversorgung – tatsächlich ist sie hier in vielen Punkten nicht so konkret wie die Dworkins oder Buchanans – dennoch trägt auch sie neue Argumente bei, die möglicherweise sowohl Libertaristen wie Egalitaristen akzeptieren können, sofern sie im Liberalismus das Fundament ihrer eigenen Moral wiedererkennen. Die gleiche Freiheit drücke das Recht eines jeden Menschen aus, seine Talente frei zu betätigen unter der Einschränkung, jedem anderen Menschen die gleiche Freiheit zuzugestehen. Steinvorths liberaler Beitrag zu dieser mit der abendländischen Philosophie seit der Neuzeit eng verwobenen Idee ist, was er liberale Gleichheit nennt. Aus dem Recht zur gleichen Freiheit einerseits und dem abgeleiteten kollektiven Vorrecht an äußeren natürlichen (Rohstoffe) und gemischten (kultivierte Rohstoffe und Kulturgüter) Gütern andererseits, sei für jeden Menschen die Teilhabe an diesen Gütern im Einklang mit dem Verursacherprinzip aus Gerechtigkeit zu fordern. Das Verursacherprinzip, welches aus dem Ideal der natürlichen Freiheit folge, besagt, dass nur, wer für die gesellschaftlichen Benachteiligungen anderer persönlich verantwortlich gemacht werden kann, zur Kasse gebeten werden darf. Der zentrale Punkt der Diskrepanzen in Bezug auf eine gerechtfertigte Umverteilung privaten Vermögens zu Gunsten nicht nur gesundheitlich Benachteiligter betrifft allerdings die Frage, wie sehr die soziale Benachteiligung alleine schon zur Umverteilung legitimiert, wenn sie selbst unverschuldet ist ohne dass ein ursächlicher Zusammenhang zur Situation der Bessergestellten hergestellt und damit ein Fremdverschulden behauptet werden kann. Diese Frage trennt wie gesehen auch Dworkin und Buchanan. Eine bedeutende Schwäche der Egalitaristen in der Folge Rawls' besteht, wie Steinvorth zeigt, darin, dass sie sie nicht wohlbegründet für ihre Sache entscheiden können. Steinvorths Lösung hierzu ist jene liberale Gleichheit, nach der er das Unterschiedsprinzip, welches die Umverteilung privaten Vermögens zu Gunsten Benachteiligter auf Grund ihrer Benachteiligung erlaubt, verwirft, sich aber auf die Chancengleichheit beruft, soweit diese die Teilhabe an gemeinschaftlichen Gütern betrifft. Das gleiche Recht, Naturgüter zu nutzen, konstituiere das Recht auf Arbeit; das gleiche Recht an den Kulturgütern der Menschheit, die für die Erhaltung und Entwicklung der Naturgüter notwendig sind, begründe ein Erziehungs- und Bildungssystem, das allen diejenige Ausbildung garantiere, die es ihnen ermöglicht, die Gemeinschaftsgüter entsprechend ihren Talenten zu nutzen. Steinvorths liberale Gleichheit ist ein überzeugender und, soweit ich beurteilen kann, verdienstvoller Fortschritt hinsichtlich eines der wichtigsten Streitpunkte der politischen Philosophie. Sie zeigt, wie das Verursacherprinzip der natürlichen Freiheit mit der Verantwortung gegenüber gesellschaftlich Benachteiligten verbunden und die finanzielle Hilfeleistung aus Privatvermögen aus Gerechtigkeit einerseits gefordert und andererseits limitiert werden kann. Leider gelten für die öffentliche Gesundheitsversorgung andere Bedingungen als für

Erziehung und Arbeit. Denn obschon wir es intuitiv für gerechtfertigt halten mögen, Zwangsversicherungen wie die gesetzlichen Krankenversicherungen in Deutschland zu Gunsten der Mittellosen einzurichten, ist nur ein kleiner Teil der Krankheiten auf ein Fremdverschulden zurückzuführen, über dessen Handhabung im Übrigen Einigkeit besteht (aus diesem Grund würde auch Buchanans heterogenes Recht auf spezielle Gesundheitsgüter ohne die Ergänzung durch die erzwungene Wohltätigkeit nicht hinreichen). Indes lassen sich doch auch Heilmittel und lässt sich die medizinische Wissenschaft und Technik als Gemeingut auffassen, und es verwundert daher, dass Steinvorth dieses nicht ausdrücklich als Argument gegen den Libertarismus vorbringt, der ja jede öffentlich bezahlte Krankenversorgung auf fremdverschuldete Krankheiten einschränken will. Steinvorth hätte hier, meine ich, einen guten Grund, in Übereinstimmung mit seiner Konzeption der liberalen Gleichheit auch den Zugang zu gemeinschaftlichen Gesundheitsgütern zu verlangen. Stattdessen argumentiert er, dass ein Recht auf öffentlich finanzierte Gesundheitsversorgung dort bestehe, wo sie den Beitragszahlern einer Solidargemeinschaft *zugemutet* werden könne. Auch dieses Argument entspricht m. E. ganz unserer Intuition von aus Gerechtigkeit geforderter Hilfeleistung. Ein Kind vorm Ertrinken zu retten, ist, so Steinvorth, dann erzwingbar, wenn die Rettung dem Retter zuzumuten ist, er sich also selbst nicht in Gefahr brächte. Entsprechend sei von der Gemeinschaft ein zumutbarer Beitrag zur Rettung einzelner aus Notlagen zu fordern (vgl. Steinvorth 2003, 197). Die Zumutbarkeit steigt mit der Effektivität der Versorgungsmaßnahmen, mit dem Bedarf der Kranken und der Geringfügigkeit ihrer finanziellen Belastung für die Träger. Auch dieses Argument entkräftet den radikalen Egalitarismus wie den Libertarismus, weil er eine Bedingung für die Zuständigkeit der Gemeinschaft für die Gesundheitsversorgung stellt, nämlich den Beitragszahlern zuzumuten zu sein, diese Versorgung gleichzeitig aber fordert und legitimiert. Allein die Schwäche von Steinvorths

Zumutbarkeitsthese für die Zielsetzung dieser Arbeit ist, keine Unterscheidung innerhalb des Anspruches auf öffentliche Versorgung wegen Krankheit zu erlauben. Zwar impliziert die Zumutung ein Mindestmaß an Belastung durch Krankheit und ein Höchstmaß an Belastung durch Versicherungsbeiträge, diese könnten aber im Prinzip so hoch sein, dass sie die Beitragszahler finanziell gerade nicht in statistisch größere Notlagen bringen, wie ihnen die Leistungsempfänger wiederum statistisch durch Krankheit ausgesetzt sind (sonst ließe sich nicht von ‚zumutbar' reden). Worin aber besteht eine Notlage? Besteht sie schon bei Fußpilz oder nur bei Bedrohung des Lebens? Wo verläuft die Grenze und wer entscheidet? Wie lassen sich finanzielle Krisen mit gesundheitlichen vergleichen? Zum Umfang öffentlicher Mittel für Arbeitsbeschaffung und Erziehung sagt Steinvorth, dass er groß genug sein müsse, Bürgern die Arbeit und Bildung zu verschaffen, die für die Partizipation am Gütergebrauch und am politischen Leben notwendig ist. Auch dieses leuchtet ein. Eine Gesellschaft, welche ihren Bürgern nicht garantiert, gesund genug zu sein, um Regierungen zu wählen und öffentlich ihre Meinung zu äußern, wenn die technische und finanzielle Möglichkeit dazu bestünde, kann nicht gerecht sein. Aber ist das schon genug? Muss es nicht als ebenso ungerecht gelten, jenen gegenüber medizinische Hilfe vorzuenthalten, die aus anderen oder nicht zu behebenden medizinischen Gründen nicht mehr an der Öffentlichkeit teilhaben können? Genau dieses würde das auf Partizipation beruhende Versorgungsrecht erlauben.

Der Begriff der Pflicht ist seit jeher korrespondierend zum Recht und dieses als Grundlage einer aus Gerechtigkeit gebotenen Gesundheitsversorgung angesehen worden. Dworkin steht noch ganz in dieser Tradition, verleiht der Pflicht als Eigenverantwortung aber eine neue Bedeutung. In einer Gesellschaft mit ausreichenden und fair verteilten Ressourcen habe jeder selber durch die geschaffene finanzielle Möglichkeit die Verantwortung dafür zu tragen, die großen Lebensrisiken mit Versicherungen zu kalkulierbaren Risiken zu zähmen. Zwar dient Dworkin diese Pflicht nur als Gedankenexperiment, um zu zeigen, dass nicht jede beliebige Versicherungsleistung öffentlich getragen werden muss und vernünftige von unvernünftigen Versicherungsabschlüssen zu unterscheiden sind, dennoch nähert er sich darin dem Lager derjenigen, die der Eigenverantwortung im Umgang mit der Gesundheit gerne mehr Gewicht gäben. Allerdings geht er nicht so weit, für Risikoverhalten aus dem gleichen Grund höhere Versicherungsbeiträge zu fordern oder Prämien für Gesundheitsbewusste. Darin mag man ein Versäumnis sehen, es ist indessen nicht Dworkins Absicht, sich vom egalitären Projekt zu trennen, ein moralisches Recht aus unverschuldeter Benachteiligung durch Krankheit und Armut abzuleiten. Genau deswegen wird er Libertaristen von seiner Sache allerdings nicht überzeugen können. Buchanan auf der anderen Seite befreit die Pflicht aus ihrem traditionellen Verhältnis, indem er zeigt, dass auch ohne Berufung auf ein moralisches Recht Zwangsabgaben an ein öffentliches Gesundheitssystem gefordert und selbst von Libertaristen aus Vernunftgründen anerkannt werden müssen. Auch Buchanan dient die Pflicht daher der Integration libertärer und egalitärer Ideen. Einerseits verwirft er das von Libertaristen bezweifelte universelle Recht auf eine öffentliche Gesundheitsversorgung, andererseits sorgt er mit der erzwungenen Wohltätigkeit für die Aufrechterhaltung eben dieser. Es lässt sich natürlich fragen, wie sehr sich dieses Konzept von dem der rechtmäßigen Mindestversorgung unterscheidet – im Ergebnis sicher nicht bedeutend (vgl. Marckmann 2003). Viele Libertaristen werden seinen Annäherungsversuch überdies abweisen, weil ihr Rückzug auf die Wohltätigkeit und ihre Ablehnung eines Rechtes auf Gesundheitsgüter ja gerade dem Zwang gilt, der ihnen durch die Beitragspflicht, und sei es aus Wohltätigkeit, auferlegt würde. Steinvorth schließlich beruft sich auf die dem Libertarismus wie Egalitarismus eigene Idee der gleichen Freiheit. Steinvorths Neuerung liegt in der Bedeutung der Gemeingüter, mit denen sich eine öffentliche Gesundheitsversorgung rechtfertigen ließe und deren Anerkennung Libertaristen und Egalitaristen u. U. möglich wäre. Auch in der Vereinbarung der Wahrung des Verursacherprinzips mit der Begründung von Zwangsversicherungen besteht ein gewisses Zustimmungspotential. Darin kommt Steinvorth Buchanan nahe. Eine größere Gemeinsamkeit Buchanans und Steinvorths zeigt sich jedoch – bei Steinvorth expliziter als bei Buchanan – darin, dass Freiheitsrechte für beide nicht unwidersprochen geltend gemacht werden können. Vielmehr können sie dort eingeschränkt werden, wo mit einem zumutbaren Zwang in Form bezahlbarer Pflichtbeiträge an ein öffentliches Gesundheitssystem große Not in Form bedrohlicher Krankheiten verhindert werden kann.

4 Geltung

Welche der beschriebenen Verteilungskriterien der öffentlichen Gesundheitsversorgung aber sollten wir nun aus Gerechtigkeit wählen und warum? Wie gesehen, gibt es hierauf sehr unterschiedliche Antworten, die auf grundlegend verschiedenen Ansichten darüber beruhen, was soziale Gerechtigkeit bedeutet. Man sollte aber nicht übersehen, dass es ebenso grundlegende Übereinstimmungen in Gerechtigkeitsfragen gibt und nicht von vornherein auszuschließen ist, dass weitere Argumente eine breite Zustimmung erhalten könnten. Ohne diese Übereinstimmungen wäre jede normative Theorie der medizinischen Versorgung gegenstandslos, denn die Verbindlichkeit derjenigen moralischen Normen anzuerkennen, von denen diese Theorie gerne überzeugen will, setzt ja gerade ihre Existenz voraus. Es mag besonders über die Anwendung dieser Normen in Einzelfällen Diskrepanzen geben, ohne zentrale Übereinstimmungen, wie sie demokratische Staaten und Verfassungen entstehen lassen, ist ein stabiles und friedliches Zusammenleben der Menschen nicht denkbar. Zu diesen zentralen Gerechtigkeitsüberzeugungen gehört zunächst auch, wie Rawls richtig erkennt, *dass* der Staat gegen seine Bürger gerecht sein soll. Ebenso wird man zugeben, *dass* ein staatliches Gesundheitssystem so einzurichten ist, dass es eine gerechte Versorgung erlaubt.

Die Theorie der Gerechtigkeit selbst ist normativ, indem sie, wenn sie akzeptiert wird, auch die Anerkennung ihrer Normen verlangt. Gleichzeitig aber ist sie auch deskriptiv. Hierin liegt kein Widerspruch, sondern, im Gegenteil, die Voraussetzung ihrer Verbindlichkeit: In der getreuen und daher deskriptiven Rekonstruktion unserer moralischen Intuitionen, die deshalb auch ihr Prüfstein sind. Die Tatsache, *dass* Ethiker aber normative Aussagen treffen, unterscheidet sie grundsätzlich von beschreibenden Historikern, Ethnologen, Soziologen usw., für die es keine Rolle spielt, ob auch sie die von ihnen beschriebenen Normen einer Gruppe überzeugend und handlungsbestimmend finden, eben weil nicht die Legitimität dieser Normen sie interessiert, sondern die Tatsache ihres Bestehens und ihre Bedeutung für die untersuchte Gruppe. Um die Legitimität normativer Vorstellungen dagegen geht es Ethikern, die, sofern unsere moralischen Normen wenigstens teilweise logisch organisiert sind, erwarten, dass diese Moral, da alle Menschen jedenfalls dem Prinzip nach vernunftbegabt sind, universell, d. h. für alle Menschen und alle Zeiten und daher sowohl für sie selbst als auch für ihr Gegenüber, gleich welcher Kultur und Epoche, gilt. Erst durch die Rolle der menscheigenen Vernunft in der Anerkennung moralischer Normen werden sie zum Gegenstand der Philosophie. Eine partikulare oder irrationale philosophische Ethik kann es daher nicht geben. Einige Philosophen glauben sogar, dass in dieser Rationalität allein schon der Grund ihrer Verbindlichkeit besteht und wir durch unsere Vernunft allein ihr folgend richtig handelten. Der Vorzug einer solchen Ansicht besteht darin, eine allgemeinverbindliche und nichtaxiomatische Ethik ohne Hinzuziehung metaphysischer Annahmen begründen zu können. Indessen ist zweifelhaft, ob eine solche Vorstellung der Natur unseres moralischen Urteilens wirklich entspricht. Zwar dürfte einleuchten, dass wir auch an moralisches Handeln Rationalitätsansprüche stellen indem wir abweichendes Handeln zur Rechenschaft ziehen und wir, indem wir Rechenschaft verlangen, Verbindlichkeit geltend machen; die Vorstellung von objektiven moralischen Kategorien aber ist mit dieser Ansicht unverträglich. Moralische Normen können in einer rationalistischen oder kohärentistischen Ethik immer nur relativ sein zu den vernünftigen Interessen ihrer Gesellschaft. Dieses haben sie mit den Vertragsethiken gemein. Wenn aber ein gesellschaftlicher Konsens oder die Vernunft allein darüber entscheiden können soll, was moralisch geboten ist, dann müsste *jeder* Entschluss, solange dieser entweder mehrheitlich gefasst (denn mit Einstimmigkeit ist in einer pluralistischen Gesellschaft nun mal nicht zu rechnen) oder begründbar ist, als richtig bewertet werden. Dieses scheint mir gegen unsere moralischen Intuitionen (den Prüfstein) zu verstoßen. Vielmehr gibt es auf moralischen Intuitionen gründende Normen, die wir für so wichtig halten, dass wir ihre Verbindlichkeit Abstimmungen und Vernunfterwägungen entheben, wir sie durch juristische Rechte schützen und Rechtsverletzungen zum Gegenstand legitimer Sanktionen machen, die ihrerseits eine allgemein anerkannte Regelung verlangen. Diese Normen würde ich als Gerechtigkeitsnormen bezeichnen. Alle Gerechtigkeitsnormen sind zwar moralische Normen und alle moralischen Normen gründen wenigstens teilweise auf rationalen Überzeugungen. Wie aber nicht alle rationalen Überzeugungen normativ sind, so sind nicht alle moralischen Normen Normen der Gerechtigkeit und diese nicht auf Rationalität zu reduzieren (nebenbei bemerkt sind natürlich auch nicht alle Normen moralisch. Der Begriff ‚Krankheit' z. B. hat einen normativen im Gegensatz zur Allokation aber keinen moralischen Charakter, da Krankheit kein Vergehen ist und Gesundheit keine Pflicht, wie Peter Hucklenbroich zu Recht bemerkt (vgl. Hucklenbroich 1998)). Es ist daher ohne weiteres einzusehen, dass moralische Ansprüche auch dort berechtigt sind, wo Gerechtigkeitsforderungen nicht gelten, nämlich hinsichtlich nichterzwingbarer Wohltätigkeit. Ebenso muss man unterscheiden zwischen solchen Gesundheitsgütern, deren solidarische Finanzierung aus Gründen der Gerechtigkeit vom Staat erzwungen und deren Allokation von den Bürgern gefordert werden darf und anderen Gesundheitsgütern, für die dieses nicht gilt, obwohl sie wirksam sind und ihre Zugänglichkeit für alle durchaus wünschenswert wäre. Entlang dieses Unterschiedes verläuft die Grenze gerechter Rationierung.

Ein wichtiger Beitrag, den die Philosophie hier leisten kann, scheint mir bereits darin zu bestehen, die normativen und empirischen Anteile der Theorie einer gerechten Gesundheitsversorgung zu bestimmen und damit die Eingangsfrage als Auftrag an die richtigen Adressen weiterzureichen. Weder kann nämlich rein statistisch entschieden werden, welche Leistungen ein gerechtes Gesundheitssystem seinen Bürgern bieten muss, noch kann diese Frage durch die Rekonstruktion unserer moralischen Überzeugungen allein geklärt werden. So scheint mir etwa Einigkeit darüber zu bestehen, dass die Rechtmäßigkeit eines bestimmten Allokationsergebnisses nicht unabhängig von den finanziellen Möglichkeiten jenes Staates zu beurteilen ist, der es zu verantworten hat. Zwar gibt es basale Grundsätze der Gerechtigkeit, die unter keinen Umständen verletzt werden dürfen und bei denen sich Verstöße durch nichts legitimieren oder rehabilitieren lassen. Dieses gilt für negative Freiheitsrechte. Für positive Anspruchsrechte hingegen gilt, dass die Tatsache, dass ein Staat bestimmte individuelle Umstände nicht adäquat versorgt, durchaus damit zu entschuldigen ist, dass ihm keine Mittel zur Verfügung stehen, dieses zu tun. Z. B. ist einem demokratisch regierten Entwicklungsland selbst dann nicht anzulasten, seine Bürger nicht ausreichend mit medizinischen Gütern zu versorgen, wenn diese Versorgung das, was wir für den Mindeststandard halten aus Armut unterschreitet. Man wird es für unmoralisch halten, dass die Kinder dieses Landes an Krankheiten sterben, für die sie andernorts auf Kosten der Öffentlichkeit behandelt würden oder für ungerecht, dass die Wirtschaftspolitik der Industrienationen maßgeblich an den Ursachen der Armut beteiligt ist. Ebenso wie der Hunger eines Volkes, den seine nicht eigennützige Regierung nicht zu stillen weiß, ist aber eine noch so prekäre Gesundheitsversorgung auf nationaler Ebene nicht als ungerecht zu bezeichnen, wenn sie aus der Not geboren ist. Entsprechendes gilt für das Knappheitsdilemma der Transplantationsmedizin. Es ist nicht prinzipiell ungerecht, einigen Transplantate vorzuenthalten, um sie anderen zuteilen zu können, wenn die Organe tatsächlich nicht für alle reichen und überzeugende Allokationskriterien Anwendung finden. Hinter diesen Beispielen verbergen sich meiner Meinung nach zwei wichtige Gerechtigkeitsüberzeugungen, die, wenn meine

Behauptung hinsichtlich der Beispiele Zustimmung findet, recht zentral in unserem Überzeugungssystem angeordnet sein dürften: Erstens bedarf es, um von sozialer Ungerechtigkeit zu reden, offensichtlich einer Institution, die für die betreffenden Verhältnisse verantwortlich zu machen ist. Die Verhältnisse müssen nicht unbedingt intendiert sein, man wird aber schwerlich von Ungerechtigkeit sprechen können, wenn nicht auch gleichzeitig jemand an ihnen die Schuld trägt. Zweitens setzt soziale Ungerechtigkeit eine realistische Alternative voraus und damit eine gewisse Freiheit, sich für diese Verhältnisse und nicht anders entschieden zu haben. Diese Freiheit und damit die Möglichkeit, Ungerechtigkeit vorzuwerfen, kann politisch oder materiell begrenzt sein. Für den Sozialstaat bedeutet dieses konkret, dass von der Höhe des zur Verfügung stehenden Sozialproduktes, welches in die öffentliche Gesundheitsversorgung fließt, abhängt, welche Leistungen man aus Gerechtigkeit fordern darf. Zwar sollten die Pflichtbeiträge dem Versorgungsumfang angepasst werden, es dürfte aber einleuchten, dass nicht beliebig hohe Abgaben für beliebig großzügige Gesundheitsleistungen verlangt werden können. Auf welchem Niveau das Verhältnis zwischen Gesundheitsleistungen und öffentlich-privaten Lasten als angemessen angesehen wird, hängt maßgeblich davon ab, welches Gewicht jeweils dem gesellschaftlichen Nutzen, der sozialen Gleichheit und der persönlichen Freiheit in der Definition von Allokationskriterien beigemessen wird. Nutzen, Gleichheit und Freiheit müssen, ja dürfen sich als Leitziele der öffentlichen Gesundheitsversorgung nicht ausschließen. Keines dieser Prinzipien darf völlig missachtet werden. Auch wenn man der Meinung ist, die Versorgung mit medizinischen Gütern sollte am individuellen Bedarf ausgerichtet werden, wird man, sofern die volkswirtschaftliche Prognose zutrifft, ihren Preis kaum ignorieren können, ebenso wenig die Grenzen des Zwanges, den man Pflichtversicherten oder Steuerzahlern auferlegen darf, um eine optimale öffentliche Gesundheitsversorgung zu unterhalten. Es mag nicht gelingen, eine präzise Grenze der Beitragshöhe einerseits und der Mindestversorgung andererseits zu ziehen, dagegen existieren graduelle Unterschiede des Anspruches aber auch der Verpflichtung. Z. B. können Jahre des Überlebens als utilitaristisches Allokationskriterium kostspieliger lebenserhaltender Maßnahmen moralisch bedeutsam sein, nicht aber Stunden oder Tage und Solidarbeiträge aber auch Rationierungen den Versicherten zugemutet werden, solange sie ein bestimmtes Maß nicht überschreiten. Dieses Maß wird wechselseitig durch Beitragszwang nach oben und Behandlungsbedarf nach unten begrenzt und genau dann verlassen, wenn entweder die gemeinschaftlich getragenen Beiträge für die Versorgung oder die Einsparungen im Gesundheitswesen unzumutbar werden.

Ich sehe keine Gründe, die dagegen sprächen, das von Steinvorth benutzte Beispiel der unterlassenen Hilfeleistung auf die Gesellschaft zu übertragen. Wenn es von uns im Einzelfall für ungerecht und nebenbei strafbar angesehen wird, ein Kind nicht vor dem sicheren Ertrinken oder andere Menschen nicht aus vergleichbaren Notlagen zu retten, wenn diese Rettung dem Retter zuzumuten ist, warum sollte dann nicht auch für die Gemeinschaft gelten, dass sie ungerecht handelt, wenn sie Menschen in gesundheitlicher Not nicht hilft, obwohl der Beitrag hieran für den Einzelnen erträglich ist? Sollte es hierauf keine Antwort geben, was ich glaube, dann hat diese Feststellung spürbare Konsequenzen für die Gerechtigkeitsdiskussion. Möglicherweise nämlich bietet das Zumutbarkeitsargument eine Alternative zu den konträren utilitaristischen, egalitären und libertären Argumenten. Wie gesehen, besteht eine bedeutende Schwierigkeit für die sich auf Gleichheitsrechte berufenden Egalitaristen darin, Libertaristen nicht davon überzeugen zu können, dass die Besserstellung gesellschaftlich Benachteiligter mit solidarisch umverteiltem Privatvermögen gerecht ist und deswegen staatlich erzwungen werden darf. Libertaristen dagegen berufen sich, wie ich finde zu Recht, auf das Verursacherprinzip, wonach nur derjenige zur Hilfeleistung gezwungen werden darf, der für das Leid des Hilfesuchenden persönlich verantwortlich ist. Weder aber ist in den meisten Krankheitsfällen der Kranke selbst, noch die Gesellschaft schuld, bzw. sind die Fälle einwandfrei nachweisbaren Selbst- oder Fremdverschuldens so exzeptionell, dass das Verursacherprinzip als alleiniges akzeptables Rationierungskriterium nicht ausreichen wird, obgleich es berechtigt ist. Dennoch fordern auch Libertaristen i. d. R. nicht die gänzliche Abschaffung öffentlicher Gesundheitsversorgung – vermutlich, weil auch sie es für unmoralisch halten, Mittellosen eine Unterstützung zu verwehren, die eine existentielle Not abwehren oder beheben würde, sie als Hilfeleistende aber so gut wie nichts kostete. Es ist wichtig, sich die Situation so extrem wie möglich zu denken, um ihre Überzeugungskraft zu erkennen: Jemand, der einen lächerlich geringen persönlichen Aufwand an der Lebensrettung anderer zurückweist, macht sich zwar nicht der Tötung schuldig, betrachtet die Notleidenden aber, wie Steinvorth schreibt, offenbar als wertlos und mehr noch, muss an ihrer Not interessiert sein, weil die Verweigerung eines lächerlich geringen Anteiles der Hilfeleistung als implizite Zustimmung zu den Folgen der Unterlassung zu verstehen ist (vgl. Steinvorth 2002, 24). Ungerecht wird die verwehrte Hilfe demnach erst dann, wenn die Not des Hilfebedürftigen sehr groß und der Hilfebeitrag für den Einzelnen verhältnismäßig klein ist. Die hierin verborgene Überzeugung halte ich für derart tief in unserer Moral verwurzelt, dass sie von allen Lagern prima facie annehmbar sein sollte. Es handelt sich um nichts anderes, als die Würde des Menschen anzuerkennen, die verlangt, ihn als Selbstzweck zu behandeln. Ein menschenwürdiges Leben wird damit vereinbar sein, nicht dieselben Chancen auf Verwirklichung zu haben, wie andere, aber verlangen, auch dann geschützt zu werden, wenn keine Chancen zu gewinnen sind. Kann man mehr über das Maß der erzwingbaren Hilfe sagen? Zumindest lässt sich doch feststellen, dass das Maß der Zumutbarkeit für die Zwangsbeiträge an ein solidarisches Gesundheitssystem dann überschritten wird, wenn sie die ehemals bessergestellten Beitragszahler schlechter stellen als die schlechtergestellten Versorgungsempfänger. Es wird gute (ökonomische) Gründe geben, die Beitragshöhe sehr viel weiter abzusenken, dennoch kann man, wie mir scheint mit Recht, sagen, ein erzwungener Versicherungs- oder Steuerbetrag für die öffentliche Gesundheitsversorgung, der denjenigen, der ihn entrichtet arm macht und damit in die Lage desjenigen bringt, dem die Hilfe gilt, kann niemals gerecht sein und überdies dadurch verhindert werden, entweder den Beitrag zu senken und/oder die beanspruchte Versorgung auf ein annehmbares Minimum einzuschränken. In Verbindung mit Steinvorths Argument des Gemeingutes lässt sich somit sagen,

L1 *eine Zwangsbeteiligung aller an einer Solidarversicherung gegen Krankheit ist wegen des Anteiles gemeinschaftlicher Ressourcen in der medizinischen Technik und Wissenschaft und unter Zumutbarkeitsbedingungen aus Gerechtigkeit geboten.*

Außerdem

L2 *ist der Anteil gemeinschaftlicher Güter an medizinischen Gütern als Richtlinie des Umfanges erzwingbarer Beitragssummen praktisch nicht eindeutig, jedoch unter Einschränkung durch das Zumutbarkeitsargument approximativ zu bestimmen. Das Maß der Zumutbarkeit wird dann überschritten, wenn die Beitragszahler durch ihre Beiträge schlechtergestellt werden als jene, die von der öffentlichen Versorgung profitieren.*

Wenn das annehmbare Minimum, was ich ebenfalls glaube, mit dem zusammenfällt, dass notwendig ist, um die Menschenwürde zu erhalten, wenn diese durch Krankheit bedroht ist, dann sind eben *solche und nur solche* Krankheiten legitimer Anspruchsgrund. Das sind u. a. lebensbedrohliche Krankheiten oder Pflegefälle und Krankheiten, die wie Psychosen oder starke Schmerzen mit einer erheblichen kognitiven Beeinträchtigung verbunden sind, schon (aber nicht nur) weil sie die Möglichkeit der demokratischen Mitbestimmung am politischen System gefährden und damit ein fundamentales Prinzip demokratischer Rechtstaatlichkeit. Ungewollte Schwangerschaft dagegen, aber auch unerfüllter Kinderwunsch gehören, wie bereits mehrfach erwähnt, nicht dazu. Man möge das Kriterium im Geist auf andere Krankheiten anwenden und dazu kommen, dass hierzulande forthin eine ganze Reihe von Krankheiten öffentlich versorgt wird, für die nicht behauptet werden kann, dass sie die Menschenwürde bedrohen (damit will ich, um auch dieses zu wiederholen, nicht behaupten, dass diese Krankheiten nicht behandelt werden *sollten* – es geht noch immer lediglich um die Frage, ob diese Behandlung und ihre Bezahlung von der Allgemeinheit aus *Gerechtigkeit gefordert* werden kann). Ebenso sind die derzeitigen Beitragssätze der gesetzlichen Krankenkassen aber weit davon entfernt, die Versicherten finanziell zu ruinieren.

Von diesem moralischen Recht auf eine Minimalversorgung zum Schutz der Menschenwürde unabhängig existieren zweifellos noch weitere Kriterien der gerechten Allokation im Gesundheitswesen wie die Verteilung aus Wiedergutmachung oder aus Gemeininteresse (das ‚Klugheitsargument' bei Buchanan; vgl. Buchanan 2003, 113). Es ist u. a. Buchanan, der, wie gesehen, darauf hinweist, dass an Stelle eines singulären und universellen Versorgungsrechtes eine Kombination solcher Partialrechte und Vernunftgründe für eine annehmbare Gesundheitsversorgung gedacht werden kann. Dass eine pluralistische Gerechtigkeitstheorie der Gesundheitsversorgung, wie Buchanan sie entwickelt, auch Regeln des Vorranges, wie Rawls sagt, also der Abstimmung von Prinzipien für Konfliktfälle enthalten muss, kommt bei Buchanan vielleicht etwas zu kurz. Weder aber darf Buchanans Vorschlag, noch die vielen übrigen Spezialkriterien, die zumeist ebenfalls entwickelt wurden, um gerechtigkeitsverträgliche Rationierungspotentiale – hierzu gehört die Vorenthaltung bei Selbstverschulden – auszuloten, nach meinem Verständnis das der Menschenwürde Zumutbare unterschreiten[2]. Nicht Buchanan und auch nicht den an Rechten

[2]Eine Ausnahme hier macht Brody mit seinem Argument der informierten Zustimmung (vgl. Brody 1988, 59). Wenn diese unter sicheren Bedingungen gegeben ist, erscheint es mir tatsächlich legitim und geboten, beliebige medizinische Leistungen zurückzuhalten oder einzustellen. Hierbei allerdings wird die Menschenwürde nicht untergraben, sondern in der Achtung der autonomen Entscheidung gerade gewahrt. Daher bin ich auch nicht Steinvorths Meinung, wenn er gegen den Kommunitarismus betont, Gerechtigkeit sei nicht schon dann hergestellt, wenn sie auf einem zwangfreien gesellschaftlichen Konsens aller beruht, sondern in der Sicherung gleicher Freiheit. Die Verbrennung einer Witwe in Indien zur Zeit der Kolonisation wäre auch dann nicht gerecht gewesen, wenn diese ihr zugestimmt hätte, da der Witwe hierbei nicht die gleiche Freiheit eingeräumt worden sei, wie allen Nichtwitwen (vgl. Steinvorth 1999,196). Ich glaube viel mehr, dass es gerade im Interesse des Liberalismus sein sollte, die individuelle Entscheidungsfreiheit (vorausgesetzt natürlich, sie ist gegeben) gerade in existentiellen Fragen zu fördern. Steinvorth selbst betont das liberale Ideal des vernünftigen Menschen, „der über sich, seine Anlagen und (...) die Ergebnisse seiner Betätigung nach Gründen entscheidet und die Fähigkeit, nach Gründen zu entscheiden, bei andern wie bei sich erkennt und achtet" (ebd.). Ein Liberaler, würde er die Akzeptanz und Förderung der Entscheidungsfreiheit der Menschen als höchstes Ziel erkennen, muss eine jede Entscheidung einer freien Person über sich selbst, und sei es, verbrannt zu werden, ein Kopftuch zu tragen oder eben keine weitere medizinische Behandlung zu erhalten, respektieren. Die Unzulänglichkeit von Vertragsethiken liegt m. E. vielmehr darin, dass sie niemals die Idealbedingungen solcher Entscheidungen garantieren können, die nicht nur für den Entscheidungsträger sondern für viele Mitglieder einer Gesellschaft Konsequenzen haben, wenn die indische Witwe nicht über *ihre* Verbrennung sondern alle Witwen über die Verbrennung aller Witwen entscheiden sollen. Sämtliche Betroffene hätten unter der Bedingung persönlicher Entscheidungsfreiheit (und damit im Grunde wiederum nur für sich selbst) zuzustimmen. Nur dann (dann allerdings) wären konsensuelle Entscheidungen nach meinem Empfinden als gerecht zu bezeichnen. Verhindert werden müsste, dass Abstimmungsteilnehmer überstimmt oder in irgendeiner Form zu einem Entschluss genötigt würden. Da

orientierten Autoren gelingt es, eine vergleichbar überzeugende Grenze zu bestimmen. Zwar fordern alle ein akzeptables Minimum der garantierten Gesundheitsversorgung, machen aber nicht kenntlich, worin diese Akzeptabilität besteht und wann genau sie unterschritten wird. Das Maß des Zumutbaren mag durch utilitaristische Verteilungskriterien und Kriterien der Korrektivgerechtigkeit ergänzt werden, solange man allerdings eine aus Gerechtigkeit geforderte staatliche Mindestversorgung vertritt, wird man auch eine praktikable und plausible Mindest*grenze* ausmachen müssen. Die Würde des Menschen, die darin besteht, jedem einen unveräußerlichen Wert anzuerkennen, muss diese Anforderung nicht unbedingt erfüllen, ich sehe aber keine überzeugende Alternative, will man am Konzept des gerechten Minimums an Gesundheitsgütern festhalten.

Eine Alternative könnte gewiss sein, dieses Konzept zu verlassen, ohne gleichzeitig die Überzeugung aufgeben zu müssen, Krankheiten begründeten einen Anspruch auf medizinische Güter, dem außerdem je nach Bedrohlichkeit auch unterschiedliches Gewicht zukäme. Hiermit hätte man die Vorstellung einer absoluten Zumutbarkeitsschwelle, aber auch eines unbedingten Menschenrechtes auf Gesundheit oder medizinische Versorgung preisgegeben. Zumindest aber sollte diese Alternative nicht gleich abgewiesen werden, wenn die Definierung einer solchen Schwelle Probleme bereitet. Diese müssen vielmehr als Herausforderung an das

Einstimmigkeit und Unabhängigkeit in großen Zusammenhängen mit komplexen sozialen wie ökonomischen Beziehungen aber unplausibel und die Teilnahme wirklich aller Betroffenen jedenfalls hinsichtlich der Verteilung sozialer Güter unmöglich ist (Steinvorth zählt zu Recht hierzu auch die zukünftigen Generationen Ungeborener), bleibt der Konsensualismus eine Utopie. Nicht aber dem Schutz eines Ideals, für das nach Steinvorth unter dramatischen Umständen auch die Opferung Unschuldiger legitim sein kann (vgl. Steinvorth 1999, 284), auch wenn es Menschenverbrennung verbietet, sollte die Verwerfung des Konsensualismus dienen, sondern dem Schutz Nichtmündiger oder Andersdenkender und ihrer Autonomie, der Freiheit über sich nach Belieben zu verfügen.

beschriebene Konzept selbst angesehen werden, welches an Plausibilität verliert, wenn die von ihm behauptete Grenze tatsächlich nicht überzeugend gezogen werden kann. Wenn meine Vermutung stimmt, dass die aus Gerechtigkeit gebotene Gesundheitsversorgung eines Staates von seinen zur Verfügung stehenden Mitteln abhängt, wobei diese durch Beitragserhöhung in Grenzen aber nicht unendlich vermehrt werden können, dann könnte es sich als adäquater erweisen,

U3 *das erhobene Budget anhand einer Priorisierung medizinischer Versorgungsleistungen nach bedarfssensitivem Zugewinn an Lebenserwartung und -qualität zu verteilen und nach Höhe der Kosten zurückzuhalten.*

Dieses utilitaristische Verteilungskriterium ist eine Konkretisierung von (U2), weil in seinen Nutzen sowohl der individuelle Bedarf als auch das Erfolgsquantum im Produkt aus erwarteter Lebensqualität und Restlebenszeit eingehen und mit den aufzuwendenden Kosten verglichen werden können. Es sollte eine Rangreihung medizinischer Güter nach diesen Faktoren ermöglichen, ohne an absolute Werte gebunden zu sein. In dieser Reihung würde auch das Betroffenenurteil zum Zuge kommen – nicht in Form von Abstimmungen oder Beratungen, aber im Wert, den die Probanden der Umfrage einem Krankheitszustand zuteilen. Eine derartige Priorisierung von Gesundheitsgütern ließe sich u. U., wenn auch vielleicht nicht problemlos, so doch immerhin leichter mit den öffentlichen Leistungen anderer Ressorts vergleichen. Dass eindeutige Aussagen über die relative Ausprägung eines Merkmales auch dort getroffen werden können, wo es keine Entweder-oder-Grenze gibt, ist aus anderen biologischen Zusammenhängen bekannt: Z. B. sollten wir einigermaßen sicher sein, dass Mäuse eher zu den Lebewesen zählen als Viren, obwohl keine scharfe Grenze zu ziehen ist, jenseits der tote Materie lebendig wird. Die Schematisierung und Kalkulierung menschlichen Lebens mag (begründeter Maßen) spontanes Unbehagen verbreiten, ich halte (U3) Angesichts der Endlichkeit und im Fall tatsächlicher Knappheit dagegen für eine echte Alternative zum Zumutbarkeitskonzept und solange nicht entkräftet, wie eine zustimmungsfähige Grenze der öffentlichen Hilfe nicht bestimmt und mit der Mittelknappheit ‚verrechnet' ist. Davon unberührt ist der Vorzug rationalisierender gegenüber rationierender Maßnahmen, sowie innerhalb der Rationierung – soweit sie unumgänglich ist – explizite vor impliziten und offene vor verdeckten sowie direkte vor indirekten und harte vor weichen Rationierungsmaßnahmen zu wählen und somit der öffentlichen Kritik und, in Grenzen, auch der individuellen Einflussnahme auszusetzen.

5 Zusammenfassung

Fragen zur gerechten Gesundheitsversorgung betreffen praktisch immer die Rationierung medizinischer Güter, d. h. ihre Allokation bei natürlicher oder künstlicher Verknappung. Unter medizinischen Gütern verstehe ich alle Mittel und Dienstleistungen, die der Abwehr, Linderung oder Heilung von Krankheiten dienen. Epidemiologische Untersuchungen lassen vermuten, dass allgemeine Lebensbedingungen einen größeren Einfluss auf die Gesundheit haben, als manche Gesundheitsgüter im engeren Sinn (vgl. Waller 2002, 88). Soweit dieses zutrifft, sollten auch sie mit in die Kalkulation effizienter öffentlicher Investitionen in die Gesundheitsversorgung eingehen. Da die Investitionen untereinander auf den verschiedenen Systemebenen konkurrieren, ist der Preis einer gedeckten Maßnahme nach ihren Opportunitätskosten zu bestimmen, d. h. nach denjenigen Gütern, deren Gewährung mit der getroffenen Investitionsentscheidung entfällt.

Im zweiten Abschnitt habe ich einerseits versucht, zu zeigen, dass unser Verständnis von Krankheit sehr wohl objektiv komparative Aussagen bezüglich ihrer Bedrohung für das Individuum in versicherungstechnischer Hinsicht erlaubt. Aus diesen konstruiere ich im vierten Abschnitt das schwach utilitaristische Verteilungskriterium (U3). Andererseits aber argumentiere ich dafür, diesen Krankheitsbegriff nicht auf deskriptive Aussagen zu reduzieren. Damit stelle ich mich ausdrücklich gegen Wiesing, welcher die Objektivierbarkeit von Krankheiten, und gegen Daniels, der die Nichthintergehbarkeit ihrer Normativität bestreitet. In Übereinstimmung mit unserem Sprachgebrauch, verstehe ich unsere Vorstellung von Krankheit als einen aus verschiedenen Anwendungsfällen zusammengesetzten Begriff, von denen der für die Gesundheitsversorgung interessante jener ist, welcher vorhandene von nicht vorhandenen Versorgungsansprüchen an die Allgemeinheit unterscheiden kann. Da die Dimensionen des Maßstabes, des Standpunktes und des Wertes von Krankheiten voneinander logisch unabhängig sind, sehe ich keinen Widerspruch in der Behauptung, der für die öffentliche Gesundheitsversorgung relevante Krankheitsbegriff sei objektiv, gleichzeitig aber normativ und spezifisch. Damit wäre eine wichtige Voraussetzung der Erlangung von sozialer Gerechtigkeit in Gesundheitsangelegenheiten konstatiert, welche gewährleistet, Gesundheitsgüter nicht nur willkürlich zu verteilen.

Gegen die von Kontraktualisten und insbesondere den Kommunitaristen unter ihnen vertretene Ansicht, eine Theorie gerechter Gesundheitsversorgung verlange eine allgemein anerkannte Theorie vom guten Leben, muss eingewendet werden, dass Gesundheit nicht mit dem guten Leben gleichzusetzen ist. Vielmehr kann Rawls, Kersting und vielen anderen darin recht gegeben werden, dass es sich bei Gesundheit (hier als Gegenteil von Krankheit verstanden) um ein Grund- oder transzendentales Gut handelt, welches die Verwirklichung eines geglückten Lebens erst ermöglicht. Da Gesundheit in diesem Zusammenhang aber häufig als umfassender als eine bloße Abwesenheit von Krankheiten verstanden wird und dieses Zustände umfasst, die dezidierter in die Richtung eines erfüllten guten Lebens gehen als die bloße Ermöglichungsform, sollte sich die Programmatik einer gerechten Gesundheitsversorgung auf die Abwehr, Linderung oder Heilung von Krankheiten im obigen Sinn beschränken.

Ungerechtigkeit verlangt neben einem Subjekt, welchem diese widerfährt, einen Verursacher und mindestens eine gerechtere Alternative, durch die das ungerechte Ereignis erst zu einer jemand zuzuschreibenden freien Entscheidung wird. Mit anderen Worten kann ein Ereignis, das nicht abwendbar ist, bzw. für dessen Eintreten niemand die Verantwortung trägt, nicht Gegenstand von Gerechtigkeitsforderungen sein. Vorauszusetzen ist auch eine gewisse Vernünftigkeit des gerechten Handelns, insofern gerechte sich zwar nicht in rationalen Handlungen erschöpfen, von niemandem indessen verlangt werden kann, sich im Interesse der Gerechtigkeit völlig irrational zu verhalten (vgl. Gert 1997).

Gerecht zu sein ist für Gesundheitssysteme ferner offenbar keine optimale aber eine notwendige Bedingung ihrer Akzeptabilität, wenn Gerechtigkeit jedenfalls als eine moralische Tugend verstanden wird, die sich vom Wünschens- oder Erstrebenswerten dadurch unterscheidet, dass sie die Befolgung lediglich eines besonders wichtigen Kernbereiches von Normen verlangt, diese allerdings auch erzwingen darf (vgl. Steinvorth 1991). Die Modelle etwa, die ich zu entwickeln versucht habe, mögen als unmoralisch empfunden werden, obwohl sie, wie ich tatsächlich glaube, unseren Gerechtigkeitsintuitionen durchaus genügen. Die Wichtigkeit von Gerechtigkeitsnormen drückt sich darin aus, dass sie dem Schutz moralischer oder sogar juristischer Rechte dienen, die entweder negative Abwehr- oder, wie im Fall der öffentlichen Gesundheitsversorgung, positive Anspruchsrechte darstellen. Die Gerechtigkeitsnorm, allen Menschen eine gleich adäquate Gesundheitsversorgung angedeihen zu lassen, beispielsweise korrespondiert mit dem moralischen Recht, eine gleich adäquate Versorgung zu erhalten. Da Zwangsmaßnahmen indes ihrerseits mit der Einschränkung moralischer Rechte verbunden sind, müssen sie dem Anlass ihres Einsatzes stets angemessen sein. Die Begrenzung des Ausmaßes legitimen Zwanges erfolgt daher durch eine Verhältnismäßigkeitsbestimmung in Bezug auf die Gründe seiner Anwendung. Obschon die genaue und vor allem nicht bloß willkürliche Bestimmung dieser Verhältnismäßigkeit sicher keine einfache Aufgabe ist, lässt sich zumindest doch sagen, dass es bezüglich positiver Anspruchsrechte nicht zu vertreten sein kann, in einem Umfang zu sanktionieren, der das Maß des Zwanges im Anspruchsgrund übersteigt. Ebenso gibt es keine Bedingungen, und seien sie noch so verhängnisvoll, unter denen Gerechtigkeit nicht zu erzielen wäre.

Gerechtigkeit nach meinem Verständnis ist also invariant gegenüber bestimmten Personen aber situationsabhängig.

Im Vorangegangen habe ich zu zeigen versucht, dass die Philosophie bei der Identifizierung jener nicht willkürlichen Kriterien, die für die Bewertung von aus Gerechtigkeit gebotenen Gesundheitsgütern oder von mit Gerechtigkeit zu vereinbarenden Güterzurückhaltungen eine Rolle spielen, einen wichtigen Beitrag leisten kann. Unter dem Vorbehalt der faktischen Endlichkeit dieser Güter und des Bedarfes der Rationierung, deren Bestätigung den Erfahrungswissenschaften zufällt, sehe ich die vorderste Aufgabe einer Theorie gerechter Gesundheitsversorgung darin, zu erörtern, ob unsere Gerechtigkeitsvorstellungen es zulassen, ein moralisches Recht auf Gesundheitsgüter derart zu definieren, dass es erlaubt, eine trennscharfe Grenze zwischen versorgungsberechtigenden Zuständen und solchen Zuständen abzuleiten, die diesen Anspruch nicht begründen können. In diesem Zusammenhang bin ich exemplarisch auf die traditionellen utilitaristischen, egalitären und libertären Argumente eingegangen. Der Umstand jedoch, dass keiner der Versuche, von diesen Positionen aus konsequente Versorgungsrechte entweder zu konstruieren (Daniels) oder aber zu entkräften (Engelhardt) wirklich überzeugen konnte, ist ursächlich dafür, dass sich der Trend der Forschung mittlerweile vom Konzept eines universellen Rechtes an Gesundheitsgütern gelöst hat. Im Brennpunkt der gegenwärtigen Debatte stehen daher nun u. a. die Rolle der Verpflichtung der Allgemeinheit (Buchanan) und der Verantwortung des Einzelnen für sich selbst (Dworkin). Der Fortschritt dieser Bemühungen besteht meiner Ansicht nach vor allem darin, Argumente beizutragen, die von den traditionellen Lagern der Egalitaristen und Libertaristen prinzipiell gleichermaßen akzeptiert werden können. Letztlich aber werden auch diese Bemühungen nicht umhin kommen, genaue Versorgungsgrenzen zu ziehen, deren Über- bzw. Unterschreitung aus Gründen der Gerechtigkeit inakzeptabel ist. Sollte dieses dagegen nicht gelingen, dann muss das Unvermögen als ein gewichtiger Anlass des Zweifels am ‚Schwellenmodell' der gerechten Verteilung gelten, demzufolge auf bestimmte Güter ein evidenter moralischer Rechtsanspruch besteht oder deren Gewährung zumindest doch eine staatliche Pflicht gegenüber dem Einzelnen ist.

Der traditionellen Form von Chancengleichheit als Grund der aus Gerechtigkeit gebotenen öffentlichen Gesundheitsversorgung habe ich versucht die Würde des Menschen entgegenzusetzen, deren Achtung von jedem einzelnen wie vom Staat verlangt, sie zu schützen und bei Verlust wiederherzustellen. Unabhängig von der Richtigkeit des Schwellenmodells erscheint mir diese Variante in vielen Gesichtspunkten der Chancengleichheit als Verteilungskriterium medizinischer Güter überlegen. Nicht zuletzt, weil eine an der Wahrung der Menschenwürde ausgerichtete Allokation am ehesten dazu in der Lage sein sollte, eine wohldefinierte Grundversorgung einerseits mit einer Versorgungsgarantie andererseits zu verbinden, die auch dann besteht, wenn die Versorgungsempfänger keine Lebenschancen mehr zu maximieren haben. Dass die Chancengleichheit meistens dennoch verletzt ist, wenn wir einen entsprechenden Anlass öffentlicher Versorgung ausmachen, mag daran liegen, dass sämtliche zur Versorgung berechtigenden krankhaften Zustände, wenn sie die Menschenwürde bedrohen, so schwerwiegend sind, dass sie faktisch immer auch zu gesellschaftlicher Benachteiligung führen.

Diese Form der Begründung eines Rechtes an einem Versorgungsminimum ist sehr allgemein, erlaubt dennoch aber den Ausschluss von Leistungen, die nach dem Danielsschen Prinzip der Maximierung vernünftiger Lebenschancen gestattet würden. Künstliche Befruchtung beispielsweise wäre eine medizinische Maßnahme, die ganz im Sinne Daniels' zur Maximierung vernünftiger Lebenschancen, nämlich zum erfüllten Kinderwunsch führte, nicht aber zur Erhaltung oder Wiederherstellung eines menschenwürdigen Lebens. Unbeschadet mag die künstliche Befruchtung als medizinische Versorgungsleistung wünschenswert oder gar moralisch geboten sein. Die Rechtfertigung hierfür aber liegt dann in anderen ethischen Prinzipien als dem der Gerechtigkeit begründet. Ähnliches gilt für den Schwangerschaftsabbruch aus nichtmedizinischen Gründen. Aber: Auch Entscheidungen über Leben und Tod, z. B. bei der Organallokation an Transplantationspatienten, sind nicht ungerecht, solange keine echten Alternativen bestehen und keine arbiträren Kriterien der Verteilung verwendet werden. Bei einer Allokationsentscheidung gegen das Überleben einer Person aus nichtmedizinischen Gründen und bei im Prinzip zur Verfügung stehenden Mitteln jedoch handelt es sich um einen Fall sanktionierbarer Ungerechtigkeit.

Alternativ zum Schwellenmodell lässt sich ein anspruchsloseres utilitaristisches ‚Verhältnismodell' denken, das der konkreten Schwelle des Versorgungsanspruches Relationen zwischen den einzelnen Gesundheitsgütern und Anspruchsgründen entgegensetzt, die im Unterschied zur absoluten Differenzierung anhand präziser Kriterien lediglich erlauben, diese Güter und Ansprüche komparativ zu gewichten. Während ein solches Modell wahrscheinlich eher mit der von der überwiegenden Zahl der Publikationen geforderten öffentlichen Deliberation zu vereinbaren ist als das Schwellenmodell, gerät es andererseits u. U. leichter mit unserer Vorstellung einer nicht portionierbaren Menschenwürde in Konflikt.

6 Literatur

Birnbacher, D. (2002): *Allokation und Rationierung im Gesundheitswesen. Eine utilitaristische Perspektive* in: Gutmann, T./ Schmidt, V. H. (Hrsg.): *Rationierung und Allokation im Gesundheitswesen*, Weilerswist: Velbrück Wissenschaft

Birnbacher, D. (1999): *Ethische Probleme der Rationierung im Gesundheitswesen* in Brudermüller, G.: *Angewandte Ethik und Medizin*, Würzburg: Königshausen und Neumann

Beauchamp, T. L./ Childress, J. F. (2001): *Justice* in: *Principles of Biomedical Ethics*, Oxford: Oxford University Press

Boorse, C. (1997): *A Rebuttal on Health* in: Humber, J. M./ Almeder, R. F. (Hrsg.): *What is Disease? Biomedical Ethic Reviews*, Totowa: Humana Press

Braun, B./ Kühn, H./ Reiners, H. (2000): *Das Märchen von der Kostenexplosion* in: Wiesing, U. (Hrsg.): *Ethik in der Medizin*, Stuttgart: Reclam

Brody, B. A. (1988): *Solidarität und Verteilungsgerechtigkeit* in: Sass, H.-M. (Hrsg.): *Ethik im öffentlichen Gesundheitswesen. Ordnungsethische und ordnungspolitische Einflussfaktoren im öffentlichen Gesundheitswesen*, Berlin: Springer

Buchanan, A. (2003): *Das Recht auf ein annehmbares Minimum an Gesundheitsversorgung* in: Marckmann, G./ Liening, P./ Wiesing, U.: *Gerechte Gesundheitsversorgung. Ethische Grundpositionen zur Mittelverteilung im Gesundheitswesen*, Stuttgart: Schattauer

Buchanan, A. (1997): *Health-Care Delivery and Resource Allocation* in: Veatch, R. M.: *Medical Ethics*, London: Jones and Bartlett Publishers

Campbell, A./ Gillet, G./ Jones, G. (2002): *Medical Ethics*, Victoria: Oxford University Press

Canghuilem, G. (1996): *Das Normale und das Pathologische*, Frankfurt am Main: Fischer Taschenbuch

Caplan, A. (1997): *The Concepts of Health, Illness and Disease* in: Veatch, R. M.: *Medical Ethics*, London: Jones and Bartlett Publishers

Childress, J. F. (1970): *Who Shall Live When Not All Can Live?*, Soundings 53

Daniels, N. (2003a): *Bedarf an medizinischer Versorgung und Verteilungsgerechtigkeit* in: Marckmann, G./ Liening, P./ Wiesing, U.: *Gerechte Gesundheitsversorgung. Ethische Grundpositionen zur Mittelverteilung im Gesundheitswesen*, Stuttgart: Schattauer

Daniels, N. (2003b): *Gerechtigkeit, faire Verfahren und die Ziele der Medizin* in: Marckmann, G./ Liening, P./ Wiesing, U.: *Gerechte Gesundheitsversorgung. Ethische Grundpositionen zur Mittelverteilung im Gesundheitswesen*, Stuttgart: Schattauer

Daniels, N. (2003c): *Is There a Right to Health Care and, If So, What Does It Encompass?* In: Beauchamp T. L./ Walters, L. (Hrsg.): *Contemporary Issues in Bioethics - sixth edition*, Wadsworth Belmont

Daniels, N. (1985): *Just Health Care*, Cambridge: University Press

Deppe, H.-U. (1998): *Neoliberalismus und Gesundheitspolitik in Deutschland: Menschenrechte lassen sich nicht kommerzialisieren, ohne dass sie daran zerbrechen* in: Kaupen-Haas, H. (Hrsg.): *Strategien der Gesundheitsökonomie*, Frankfurt am Main: Mabuse

Der Spiegel: *Wer darf leben? Wer muss sterben?* Heft 16, 132-138

Drummond, M. F. (2000): *Methods of the Economic Evaluation of Health Care Programmes*, Oxford: Oxford University Press

Dworkin, R. (2002): *Souvereign Virtue. The Theory and Practice of Equality*, Cambridge, Mass: Harvard University Press

Dworkin, R. (1994): *Will Clinton's Plan Be Fair?* in: New York Review of Books

Dworkin, R. (1981): *What is Equality? Part 1: Equality of Welfare*, Philosophy and Public Affairs 10

Emanuel, E. J. (2003): *Gerechte Gesundheitsversorgung aus liberal-kommunitaristischer Perspektive* in: Marckmann, G./ Liening, P./ Wiesing, U.: *Gerechte Gesundheitsversorgung. Ethische Grundpositionen zur Mittelverteilung im Gesundheitswesen*, Stuttgart: Schattauer

Engelhardt, H. T. (2003): *Das Recht auf Gesundheitsversorgung, soziale Gerechtigkeit und Fairness bei der Verteilung medizinischer Leistungen: Frustrationen im Angesicht der Endlichkeit* in: Marckmann, G./ Liening, P./ Wiesing, U.: *Gerechte Gesundheitsversorgung. Ethische Grundpositionen zur Mittelverteilung im Gesundheitswesen*, Stuttgart: Schattauer

Engelhardt, H. T. (1996): *The Foundations of Bioehthics*, New York: Oxford University Press

Engelhardt, H. T. (1988): *Zielkonflikte in nationalen Gesundheitssystemen* in: Sass, H.-M. (Hrsg.): *Ethik und öffentliches Gesundheitswesen. Ordnungsethische und ordnungspolitische Einflussfaktoren im öffentlichen Gesundheitswesen*, Berlin: Springer

Feuerstein, G. (1998a): *Symbolische Gerechtigkeit. Zur verfahrenstechnischen Ausblendung von Wertkonflikten in der Mikroallokation medizinischer Behandlungsressourcen* in: Feuerstein, G./ Kuhlmann, E.: *Rationierung im Gesundheitswesen*, Wiesbaden: Ullstein Medical

Feuerstein, G. (1998b): *Quality of Life – ein Entscheidungskriterium über knappe medizinische Ressourcen?* in: Kaupen-Haas, H. (Hrsg.): *Strategien der Gesundheitsökonomie*, Frankfurt am Main: Mabuse

Gert, B./ Culver, C. M./ Clouser, K. D. (1997): *Bioethics: A Return to Fundamentals*, New York: Oxford University Press

Greiner, W./ Uber, A. (2000): *Gesundheitsökonomische Studien und der Einsatz von Lebensqualitätsindices am Beispiel des LQ-Indexes EQ-5D (EuroQol)* in: Ravens-Sieberer, U./ Cieza, A.: *Lebensqualität und Gesundheitsökonomie in der Medizin: Konzepte, Methoden, Anwendung*, Landsberg: ecomed

Gutmann, T./ Schmidt, V. H. (2002): *Einleitung* in: Gutmann, T./ Schmidt, V. H. (Hrsg.): *Rationierung und Allokation im Gesundheitswesen*, Weilerswist: Velbrück Wissenschaft

Hucklenbroich, P. (1998): *Die Struktur des medizinischen Wissens*, in: *Zeitschrift für medizinische Ethik* 44 Nr. 2

Kersting, W. (2002): *Egalitaristische Grundversorgung und Rationierungsethik. Überlegungen zu den Problemen und Prinzipien einer gerechnet Gesundheitsversorgung* in: Gutmann, T./ Schmidt, V. H. (Hrsg.): *Rationierung und Allokation im Gesundheitswesen*, Weilerswist: Velbrück Wissenschaft

Kliemt, H. (2004): *Medizinische Rationierung und der Kern der Rechtsstaatlichkeit* in: Mazouz, N./ Werner, M. H./ Wiesing, U. (Hrsg.): *Kranheitsbegriff und Mittelverteilung*, Baden-Baden: Nomos Verlagsgesellschaft

Kreß, H. (2003): *Medizinische Ethik*, Stuttgart: Kohlhammer

Kühn, H. (1998): *Rationierende Medizin: Praxis und Ideologie der Rationierung in den USA und Großbritannien* in: Kaupen-Haas, H. (Hrsg.): *Strategien der Gesundheitsökonomie*, Frankfurt am Main: Mabuse

Lauterbach, K. W./ Schrappe, M. (2004): *Gesundheitsökonomie, Qualitätsmanagement und Evidence-based Medicine*, Stuttgart: Schattauer

Lübbe, W. (2002): *Idealnormen und Praxisnormen in der Rationierungsdebatte. Ein offener Kommentar zu einem verdeckten Beitrag Dieter Birnbachers* in: Gutmann, T./ Schmidt, V. H. (Hrsg.): *Rationierung und Allokation im Gesundheitswesen*, Weilerswist: Velbrück Wissenschaft

Lübbe, W. (2002): *Rationing – Basic Philosophical Principles and the Practice* in: Breyer, F./ Kliemt, H./ Thiele, F.: *Rationing in Medicine. Ethical, Legal and Practical Aspects*, Berlin: Springer

Marckmann, G. (2003): *Allen Buchanan – Einführung* in: Marckmann, G./ Liening, P./ Wiesing, U.: *Gerechte Gesundheitsversorgung. Ethische Grundpositionen zur Mittelverteilung im Gesundheitswesen*, Stuttgart: Schattauer

Mazouz, N. (2004): *Krankheitsbegriff und (Verteilungs-) Gerechtigkeit* in: Mazouz, N./ Werner, M. H./ Wiesing, U. (Hrsg.): *Krankheitsbegriff und Mittelverteilung*, Baden-Baden: Nomos Verlagsgesellschaft

Mccarrick, P. M./ Darragh, M. (1997)*: A Just Share: Justice and Fairness in Resource Allocation*, Kennedy Institute of Ethics Journal 7.1

Newsweek: *Who Is Worth Saving?* Issue 59 June 11, 92

Nozick, R. (1974): *Anarchy, State and Utopia*, New York: Basic Books

Nozick, R. (1973): *Distributive Justice* in: Philosophy and Public Affairs, Vol. 3, No. 1

Pöltner, G. (2002): *Grundkurs Medizin-Ethik*, Frankfurt am Main: Mabuse

Rawls, J. (1994): *Eine Theorie der Gerechtigkeit*, Frankfurt am Main: Suhrkamp

Schramme, T. (2004): *Zur Funktion des Krankheitsbegriffs für ein gerechtes Gesundheitssystem* in: Mazouz, N./ Werner, M. H./ Wiesing, U. (Hrsg.): *Krankheitsbegriff und Mittelverteilung*, Baden-Baden: Nomos Verlagsgesellschaft

Schultheiss, C. (2002): *A Note on the Semantics of Rationing as Limitation* in: Breyer, F./ Kliemt, H./ Thiele, F.: *Rationing in Medicine. Ethical, Legal and Practical Aspects*, Berlin: Springer

Sozialgesetzbuch V, §§11ff., 27ff.

Steinvorth, U. (2003): *Gründe für Gleichheitsforderungen* in: Pauer-Studer, H./ Nagl-Docekal, M. (Hrsg.): *Freiheit, Gleichheit und Autonomie*, Berlin: Akademie-Verlag

Steinvorth, U./ Schmücker, R. (Hrsg.) (2002): *Gerechtigkeit und Politik: philosophische Perspektiven*, Berlin: Akademie-Verlag

Steinvorth, U. (1999): *Gleiche Freiheit: politische Philosophie und Verteilungsgerechtigkeit*, Berlin: Akademie-Verlag

Steinvorth, U. (1991): *Gerechtigkeit* in: Martens, E./ Schnädelbach, H.: *Philosophie – ein Grundkurs* Band 1, Hamburg: Rowohlt

Waller, H. (2002): *Gesundheitswissenschaft. Eine Einführung in Grundlagen und Praxis von Public Health,* Stuttgart: Verlag W. Kohlhammer

Wasem, J./ Hessel, F. (2000): *Gesundheitsbezogene Lebensqualität und Gesundheitsökonomie* in: Ravens-Sieberer, U./ Cieza, A.: *Lebensqualität und Gesundheitsökonomie in der Medizin: Konzepte, Methoden, Anwendung*, Landsberg: ecomed

Wieland, W. (2004): *Grundlegende Aspekte des Krankheitsbegriffs* in Mazouz, N./ Werner, M. H./ Wiesing, U. (Hrsg.): *Krankheitsbegriff und Mittelverteilung*, Baden-Baden: Nomos Verlagsgesellschaft

Wiesing, U. (2004): *Kritische Anmerkungen zu einer Krankheitsdefinition anhand objektiver Kriterien* in: Mazouz, N./ Werner, M. H./ Wiesing, U. (Hrsg.): *Krankheitsbegriff und Mittelverteilung*, Baden-Baden: Nomos Verlagsgesellschaft

Wiesing, U. (1998): *Kann die Medizin als praktische Wissenschaft auf eine allgemeine Definition von Krankheit verzichten?* in: *Zeitschrift für medizinische Ethik* 44 Nr. 2

Ubel, P. A./ Goold, S. D. (2003): *‚Rationing' Health Care: Not All Definitions Are Created Equal* in: Beauchamp T. L./ Walters, L. (Hrsg.): *Contemporary Issues in Bioethics - sixth edition*, Belmont: Wadsworth

RECHTSPHILOSOPHISCHE HEFTE

Herausgegeben von Giuseppe Orsi, Kurt Seelmann, Stefan Smid und Ulrich Steinvorth

Band 1 Giuseppe Orsi/Kurt Seelmann/Stefan Smid/Ulrich Steinvorth (Hrsg.): Recht und Moral. 1992.

Band 2 Giuseppe Orsi/Kurt Seelmann/Stefan Smid/Ulrich Steinvorth (Hrsg.): Gerechtigkeit. 1993.

Band 3 Giuseppe Orsi/Kurt Seelmann/Stefan Smid/Ulrich Steinvorth (Hrsg.): Nation, Nationalstaat, Nationalismus. 1994.

Band 4 Giuseppe Orsi/Kurt Seelmann/Stefan Smid/Ulrich Steinvorth (Hrsg.): Solidarität. 1995.

Band 5 Giuseppe Orsi/Kurt Seelmann/Stefan Smid/Ulrich Steinvorth (Hrsg.): Arbeit - Arbeitslosigkeit. 1996.

Band 6 Giuseppe Orsi/Kurt Seelmann/Stefan Smid/Ulrich Steinvorth (Hrsg.): Prinzipien des Rechts. 1996.

Band 7 Giuseppe Orsi/Kurt Seelmann/Stefan Smid/Ulrich Steinvorth (Hrsg.): Internationale Gerechtigkeit. 1997.

Band 8 Giuseppe Orsi/Kurt Seelmann/Stefan Smid/Ulrich Steinvorth (Hrsg.): Medizin - Recht - Ethik. 1998.

Band 9 Giuseppe Orsi/Kurt Seelmann/Stefan Smid/Ulrich Steinvorth (Hrsg.): Recht und Kulturen. 2000.

Band 10 Giuseppe Orsi / Kurt Seelmann / Stefan Smid / Ulrich Steinvorth (Hrsg.): Nationale Interessen und internationale Politik. 2005.

Band 11 *Leviathan* Between the Wars. Hobbes' Impact on Early Twentieth Century Political Philosophy. Edited by Luc Foisneau, Jean-Christophe Merle and Tom Sorell. 2005.

Rechtsphilosophische Schriften

Herausgegeben von Kurt Seelmann, Stefan Smid, Ulrich Steinvorth

Band 1 Sven Krüger: Der Versuchsbeginn bei mittelbarer Täterschaft. Eine strafrechtlich-rechtsphilosophische Untersuchung. 1994.

Band 2 Ludwig Häsemeyer / Hans-Martin Pawlowski / Friedrich-Wilhelm Siburg: Rechtsprechung heute – Anspruch und Wirklichkeit –. Vorträge der 28. Reinhäuser Juristengespräche 28. – 30. Oktober 1994. 1996.

Band 3 Stefan Smid (Hrsg.): Gerechtigkeit und Rechtsstaat. Deutsche Rechtseinheit und pluralistische Verfassung. 1996.

Band 4 Andreas Müller: Das Verhältnis von rechtlicher Freiheit und sittlicher Autonomie in Kants *Metaphysik der Sitten*. 1996.

Band 5 Henrike Morgenstern: Unterlassene Hilfeleistung, Solidarität und Recht. 1997.

Band 6 Thomas M. Besch: Über John Rawls' politischen Liberalismus. Zur Rolle des Vernünftigen in Rawls' Begründung einer politischen Gerechtigkeitstheorie. 1998.

Band 7 Tilman Rückert: Der intellektuelle Verbrechensschaden bei Carl-Theodor Welcker. 1998.

Band 8 Paolo Becchi/Kurt Seelmann: Gaetano Filangieri und die europäische Aufklärung. 2000.

Band 9 Mi-Won Lim: Der Begriff der Autonomie und des Menschrechts bei Kant. Zur Möglichkeit des Menschenrechts auf sittliche Autonomie bei Kant. 2002.

Band 10 Gesine Röhrig: Arbeitslosigkeit und Gerechtigkeit. Zur Begründung eines Rechts auf Arbeit. 2003.

Band 11 Yunho Seo: Rechtsontologie und Hegels Rechtsbegriff. Zur Rekonstruktion der Rechtsontologie im Hegelschen Rechtsverständnis als Anerkennung. 2004.

Band 12 Claudia Rahm: Recht und Demokratie bei Jürgen Habermas und Ronald Dworkin. 2005.

Band 13 Annika Wernecke: Rechtsphilosophische Probleme der weltweiten Durchsetzung von Menschenrechten. Eine Untersuchung zu I. Kant, J. Rawls und J. Habermas. 2005.

Band 14 Marc Sörensen: Krankheit und Gerechtigkeit. 2006.

Kolibri 360 GmbH
Ferdinand-Jühlke-Straße 7
99095 Erfurt, Deutschland
produktsicherheit@kolibri360.de

Druck:
CPI Druckdienstleistungen GmbH
im Auftrag der
Kolibri 360 GmbH
Ferdinand-Jühlke-Str. 7
99095 Erfurt